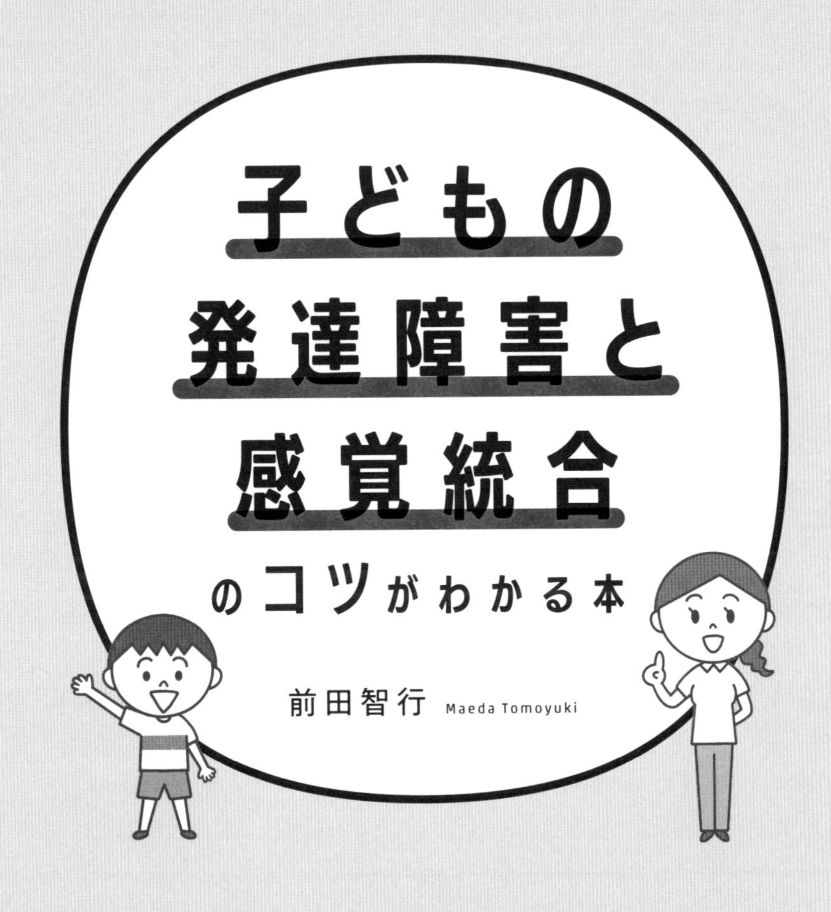

子どもの発達障害と感覚統合のコツがわかる本

前田智行 Maeda Tomoyuki

ソシム

はじめに

本書のテーマは「**感覚統合療法**」です。私は放課後等デイサービスや小学校の特別支援学級において、発達障害をはじめとしたさまざまな困難を抱える子どもたちの療育活動を行なっています。

「育てにくい子」や「一斉授業に参加できない子」のなかには、身体や感覚の育ちに偏りや遅れのある子どもがいます。これらの子どもには、**人の成長の最も土台となる「感覚」に課題のあるケースが多く、ここにアプローチして発達を促す手段が感覚統合療法**です。

近年、感覚統合療法は世界的にも広まってきており、私自身、さまざまな支援現場で感覚統合療法の知識をもとに日々支援を行なっています。

本書では、発達障害の子どもの支援に従事している現場の先生方などを対象として、感覚統合療法について解説しています。

第1章では、感覚統合療法の土台となる「感覚」とはそもそも何であるかからはじまり、感覚の種類と特徴を解説しています。

第2章では、「感覚過敏」をはじめとした、人間のもつさまざまな感覚の特性とそれに対する支援方法を解説しています。

第3章では、読者の方々が実際の現場で使えるように、事例を通してどう子どもの感覚の状態を読み取り、どう支援するかを紹介しています。架空の事例ではありますが、教育・福祉の現場で見られる支援が必要な子をイメージして解説しました。

ぜひ、「現場にいる支援が必要な子」を思い浮かべながら読んでいただき、実際の支援に活かしていただければと思います。そして、子どもたちが健やかに笑顔で過ごせるために、本書がお役に立てば幸いです。

2021年8月

前田　智行

目次

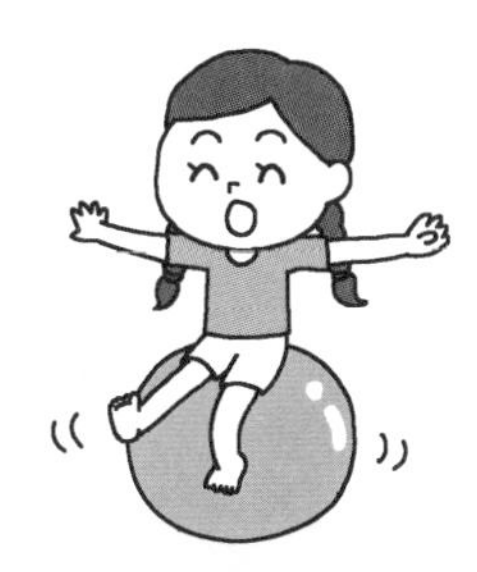

第1章 感覚統合とは？ ～さまざまな感覚の特徴～

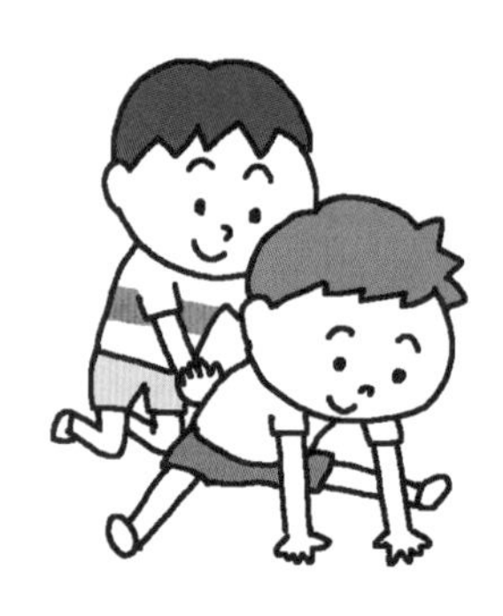

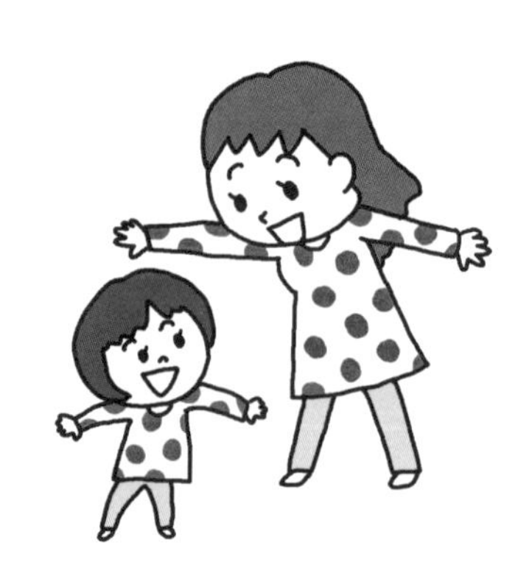

感覚の過敏性や低反応の特徴と支援のしかた

ケース別

発達障害の子どもへの感覚統合支援

第 1 章

感覚統合とは？
～さまざまな感覚の特徴～

この章では、発達障害と感覚との関係や感覚統合の目的、周囲の情報を判別する「識別感覚」や身体の維持・操作をする「原始感覚」の特徴などについて解説していきます。

発達障害の特徴と感覚との関係

発達障害を抱える人の「感覚」の育ちを分析し、適切な発達を促すことによって、困り感を減らすことができると考えられています。

発達障害の特徴とは？

近年、「発達障害」という概念が広まっています。日本では発達障害者支援法によって定義されており、主に3つの条件を満たす人を指します*。

＊文部科学省(2016)「発達障害者支援法第一章 総則(定義)」
https://www.mext.go.jp/a_menu/shotou/tokubetu/main/1376867.htm

1つ目は、**脳機能の障害であるということ**です。たとえば、体に障害があれば「身体障害」、心に障害があれば「精神障害」と呼ばれます。同じように、脳に障害がある人を「発達障害」と呼びます。

2つ目に、「**低年齢から症状が見られる**」という条件もあります。これは、「脳機能の困難は生まれつきもっているため、年齢が低いときから症状が見られますよ」という意味です。つまり、「**発達障害は子育ての問題ではありません**」という意味にもなります。

3つ目は、「**症状のせいで今、困っている**」という点です。たとえば、「エジソンや坂本龍馬など歴史上の偉人は実は発達障害をもっていた」と紹介されることがあります。確かに、「発達障害はわるいものではない」というイメージをつけるにはよい方法かもしれません。

しかし、発達障害という名前をつける本質は、**「今、私は困っている」という証明**です。なぜ自閉スペクトラム症やADHD、学習障害（LD）などの名前をつけるのかといえば、医療や福祉のサービスにつなげるためです。

発達障害の3つの条件

脳機能の障害です
身体や心に問題はありません。子育ての問題でもありません

低年齢から症状が見られます
大人になってから発達障害にはなりません

症状のせいで今、困っています
困っていなければ診断する必要はありません

※発達障害者支援法、2016

税金を使ったサービスは、誰でも無関係に与えてしまうと制度が破綻（はたん）します。よって医師の診断や役所で手帳を発行されることで、サービスの利用の許可を与えているのです。

脳は「感覚情報」のやり取りをする器官

発達障害の診断名と行動の特徴を下記にまとめました。

発達障害の診断名と特徴

診断名	行動の特徴
ASD（自閉スペクトラム症）	社会性に困難を抱えている
ADHD（注意欠如・多動症）	行動面・注意力に困難を抱えている
SLD（限局性学習症）	学習に困難を抱えている
DCD（発達性協調運動症）	運動能力に困難を抱えている
CD（コミュニケーション症）	話す・聞く力に困難を抱えている

※『DSM-5 精神疾患の分類と診断の手引』
American Psychiatric Association、日本精神神経学会（監修）、医学書院、2014

上記の診断名は一見バラバラですが、**脳機能の困難**であることは共通しています。そして、**脳は感覚情報のやり取りをしながら、体を動かしたり考えたりする器官**です。

近年、発達障害を抱える人は**脳の各部位の連動が適切にできていない人が多い**という研究が広まってきました。脳は、各部位が言語・視覚・運動・司令塔など役割を分担して担っています。そして、各部位が連動することで、複雑な行動が可能になります。
しかし、この連動がスムーズに行えないと、さまざまな困難につながりやすくなります。

たとえば、視覚と固有感覚（荷物などの重さを把握する感覚）がうまく連動できないと、「見たものに応じて体を適切に動かす」という活動がうまくいきません。キャッチボール等の運動は、飛んできたボールに対して体や手のひらを適切な場所に動かす必要がありますが、視覚と固有感覚の連動がスムーズにいかないと、「うまくキャッチできない」という結果になります。

このように、発達障害を抱える人は**脳内での情報の連動がスムーズにいかないことが原因で特有の行動が発生している**と考えられています。

発達障害＝感覚調整障害

そのため、発達障害は別名「**感覚調整障害**」ともいいます。
コミュニケーションや注意・集中の機能は、複数の感覚と身体が高いレベルで連動してできる行動です。そのため、**土台の感覚発達が不十分であると、コミュニケーションの困難や注意集中の困難という行動につながります**。
よって、**発達障害を抱える人の感覚の育ちを分析し、適切な発達を促すことで、困り感を減らすことができる**と考えられています。

第2章では、特有の感覚をもつ子どもたちへの支援方法を紹介していきますが、前提として発達障害を抱える子に感覚統合療法の有効性は現在でも調査・研究中です。
発達障害の症状は多岐にわたるため、感覚統合療法でカバーできる範囲とできない範囲も存在します。このあたりの事実を踏まえたうえで、実際の支援方法を紹介します。

それでは、次項より発達の土台となるさまざまな「感覚」の特徴について取り上げ、1つずつ解説していきます。

POINT!

- 発達障害の条件には、「脳機能の障害であるということ」「低年齢から症状が見られること」「症状のせいで今、困っていること」の3つがあります
- 発達障害の人は、脳内での情報の連動がスムーズにいかないために特有の行動が発生していると考えられているため、適切な発達を促すことが重要です

感覚とは何か?

感覚は、人間の行動の根底にあり、普段は意識することなく使われている重要な器官です。

「感覚」を通して生きている

突然ですが、右のイラストを見てみましょう。女の子が食事をしているシーンです。一見、なんでもない絵ですが、女の子はなぜ食事ができるのでしょうか。

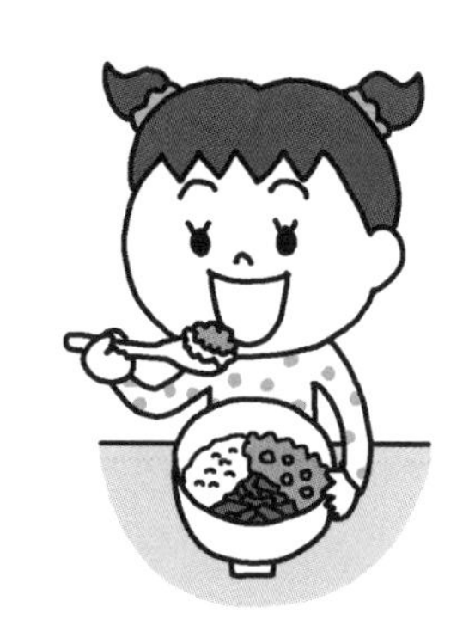

「そこにご飯があるから」と思われるかもしれませんが、ここで「感覚」という視点で女の子の行動を考えてみると、

- 目でご飯を認識している
- 鼻でご飯のにおいを嗅いでいる
- 左手でお茶碗がズレないように押さえている
- 舌でご飯を味わっている

などの理由から「女の子は食事ができている」と考えられます。

感覚は、人間の行動の根底にあり、普段は意識せず使われています。そのため、わかりづらいですが、上記のように感覚を通してはじめて人は活動することができます。

どんな感覚がある？

感覚は生活を営むうえで重要な器官です。たとえば、「**視覚・聴覚・嗅(きゅう)覚・味覚・触覚**」という五感が代表的な感覚です。

もし、五感が働かないと日常生活が困難になります。

たとえば、

- 目が見えない → 移動できない
- 耳が聞こえない → 会話ができない
- 鼻が利かない → 危険なにおいに気づけない

などの困り事が起こり、生活が困難になるでしょう。このように、日頃はあまり意識しませんが、感覚が働かなければ生活そのものが難しくなってしまうのです。

荷物をもったときに…

たとえば、スーパーで夕飯の食材を買うと、食料がたくさん入った袋をもって帰ることになります。１袋でも大変ですが、2つや3つの袋であれば「せぃ！」と力を入れてもち上げたり、「重いからもって！」と同行者にお願いをしたりするでしょう。

よくある光景ですが、**みなさんは一体、体のどこで重さを感じているのでしょうか？**

当たり前ですが、「重さ」を感じ取らないと「力を入れる」という行動はできません。実は、五感では重さを感じていません（1-5で解説します）。また、人間には**五感以外にもさまざまな感覚器官が存在している**のです。それでは、1つひとつ解説していきます。

POINT!

- 感覚は生活を営むうえで重要な器官で、「視覚・聴覚・嗅覚・味覚・触覚」という五感が代表的なものです
- 人間には、五感以外にもさまざまな感覚器官が存在しています

人間にはどんな感覚がある？
～識別感覚と原始感覚～

感覚には識別感覚と原始感覚があり、原始感覚は識別感覚以上に「人間の発達の土台となる感覚」だといわれています。

感覚の問題を考えていくと、実は「どこで感じ取っているのか？」と思う事例がたくさんあります。

- 荷物をもっている人はどこで重さを感じ取っているのか？
- 地震の揺れはどこで感じているのか？
- こわがっている人はどこで恐怖を感じているのか？
- お腹の痛みはどこで感じているのか？

上記の例のなかで、どの感覚を使っているか、よく理解できなかった方もいると思います。おそらく、「なんとなく…、これ？」と感じるばかりで明確にはわからない人が多いのではないでしょうか？

ここで「**識別**（しきべつ）**感覚**」と「**原始感覚**」という2種類の感覚を紹介します。

識別感覚とは、簡単にいえば**周囲の情報を察知する感覚**です。人間を含めたすべての生き物は、生きていくために身の回りの情報を察知することが必要です。これは主に五感を使っているため、視覚・聴覚・嗅覚・味覚・触覚などが当てはまります。

一方、「**原始感覚**」は、識別感覚とは異なり、**身体を維持・操作をして安定させるための情報を感じ取ります**。

たとえば、荷物などの重さを把握するのは「**固有感覚**」という感覚で感知しています。また、不安定な状態を安定させるために「バランス」を感じ取るのは「**前庭**（ぜんてい）**感覚**」といいます。一般的には「平衡感覚」や「バランス感覚」という言葉のほうがわかりやすいかもしれません。

原始感覚は、生命活動を行うために重要な情報のやり取りをするので、**識別感覚以上に人間の発達の土台となる感覚**だといわれています。な

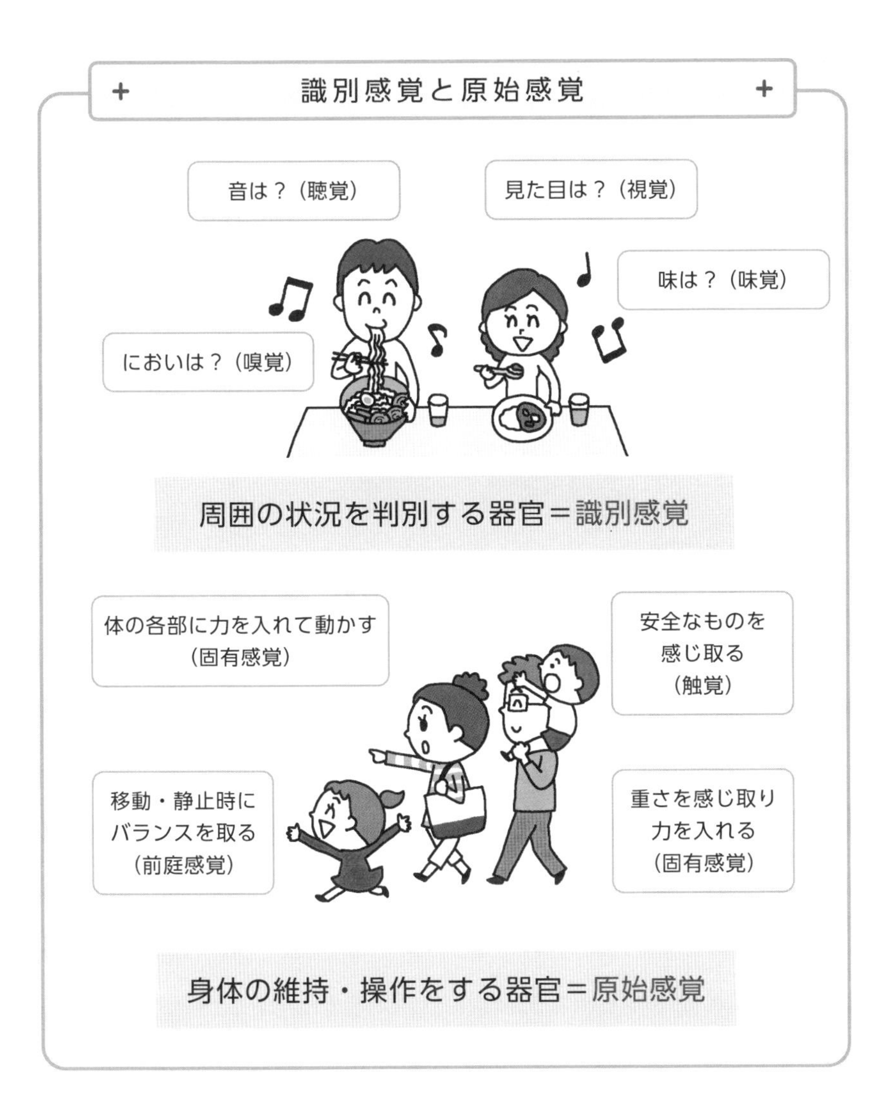

お、触覚は唯一、識別感覚の役割と原始感覚の役割をもっていますので、後ほど詳しく説明したいと思います。

POINT!

- 「識別感覚」は周囲の情報を察知する感覚であり、「原始感覚」は体を維持・操作をして安定させるための情報を感じ取ります

1-4

感覚統合の目的は?

感覚統合とは、感覚のつまずきにアプローチし発達を促すことによって、より高度な動作の改善につなげていくことを指します。

感覚統合とは？

「**感覚統合**」とは、アメリカの作業療法士であるエアーズ（1920-1988）が考案した療法です。エアーズは、学習に困難を抱える子の多くに、**姿勢の保持が苦手、注意力の維持の困難など感覚の統合過程でのつまずきがあること**を発見しました。

人は、原始感覚と識別感覚の発達を土台にして、運動・行動・学習などさまざまな力を獲得していきます。

たとえば、産まれたばかりの赤ちゃんは「視機能」がまだ発達していないため、主に触って周囲の情報を認識します。触覚の神経は主に指先と口に多く存在しているため、手で触る、くわえるなどの行動で触覚情報を入手していきます。そして、目の機能が発達すると、触ったものをよく見るようになります。そうして、触覚情報と視覚情報を同時に感じ取って、考えたり、思い出したりすることができるようになります。

このように、**さまざまな感覚情報を同時に感じ取り、脳内で処理し、活動することで人間は新しい行動を次々と獲得していきます**。しかし、この感覚情報のやり取りに何か困難があると、「動作がうまくできない」「新しい行動が獲得できない」という現象が起きます。

つまり、人間のすべての発達の土台は「感覚」であり、この**感覚のつまずきにアプローチして発達を促すことで、より高度な動作の改善につなげていくのが感覚統合療法**です。

感覚統合療法の目的

エアーズは、感覚統合療法の目的を「やりたいことがあり、それがで

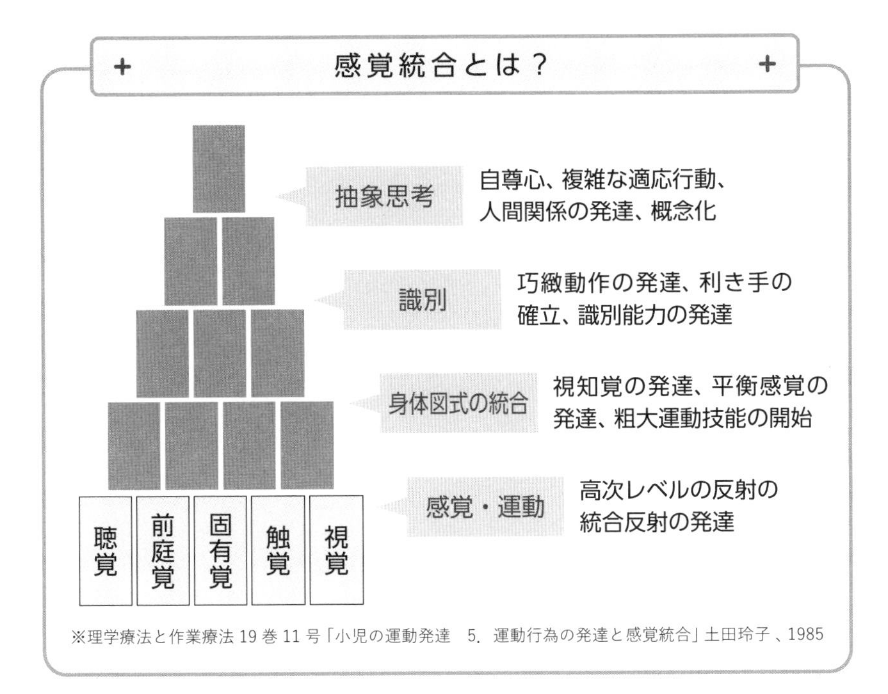

きる存在となり、環境からの要請に対して、満足感をもって対応でき、自己を意味ある存在に導くようにすることである」と紹介しています。

また、ピラミッドの一番上の力の抽象思考として、「想像力・自尊心・我慢する力・学習能力」などを挙げており、脳科学では前頭前野が司（つかさど）っている人間らしい行動を支える力といわれています。

感覚統合療法の目的は、「**その子自身が、自分の力を理解し、世界で生きていくための自立した力を獲得すること**」といえるかもしれません。

POINT!

- 人はさまざまな感覚情報を同時に感じ取り、脳内で処理して活動することで新しい行動を次々と獲得していきます
- 感覚統合の目的は、「その子自身が、自分の力を理解し、世界で生きていくための自立した力を獲得すること」といえます

原始感覚①

固有感覚とは?

人間は、固有感覚で記憶した情報をもとに体を操作しています。

重さを感じ取れるのは？

荷物をもったとき、重さを感じて腕に力を入れます。では、重さはどこで感じているのでしょうか？　これは、筋肉や関節のなかにある「**固有感覚**」という感覚器官の働きです。

たとえば、荷物をもつために腕に力を入れると筋肉を縮めて落ちないように支えます。このように、筋肉の伸縮を感じ取ることで人間は「どのくらい力を入れているか（＝筋肉をこれくらい収縮している）」という感覚を覚え、これを「重さ」と認識します。

階段をのぼれるのは？

ほかにも駅でホームに向かうとき、多くの人は自分の足元を見なくても階段をのぼれていると思います。しかし、なぜ足元を見なくても階段をのぼれるのでしょうか？

これは先ほど同様、関節のなかに「固有感覚」をもっており、階段をのぼるときに「足の関節をこのぐらい曲げれば引っかからない」という関節の角度を固有感覚で記憶しているからです。このように人間は、

- 筋肉をどれくらい伸縮させているか？
- どの関節をどの程度曲げているのか？

という情報を「固有感覚」で把握しています。そして行動するときも、固有感覚で記憶した情報をもとに「これくらいの力を入れる」「これくらい関節を曲げる」という情報を使って、体を操作しているのです。

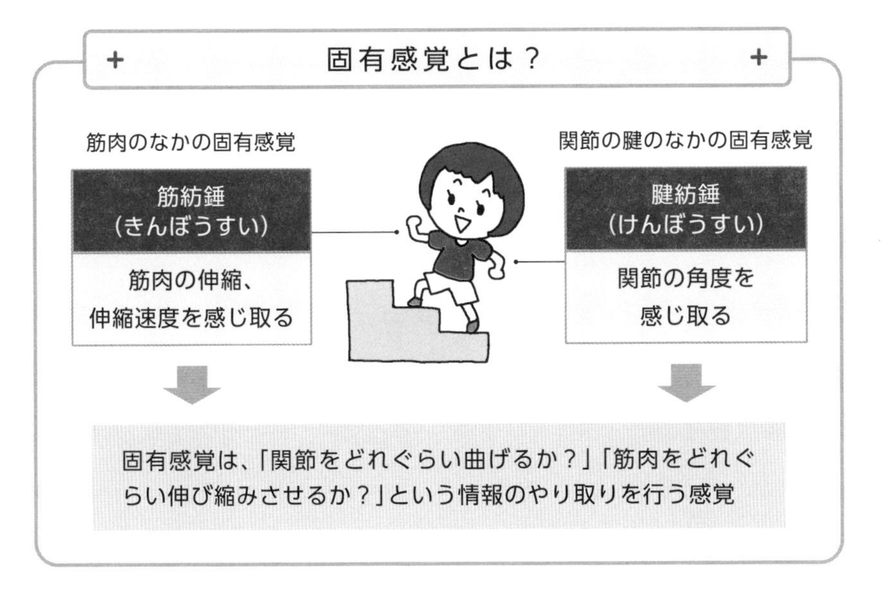

新しい動作を獲得するには？

人間は、関節の角度と筋肉の伸縮の程度を脳で覚えると、今度はその動きを再現することができます。たとえば、自分の部屋のなかで目をつむっても、なんとなく「扉はあそこ」「これ以上は机にぶつかりそう」という部屋のイメージを感覚で理解して、動くことができます。

これは、普段部屋で生活するなかで、「腕をこの角度にして手を伸ばしたらドアの取っ手がある」「何歩歩いたら机に到達する」のような体の記憶をもとに動きを再現できるからです。

このように、**固有感覚の情報を脳と体を通して適切にやり取りをすることで、人間は新しい動作を獲得していきます。**

POINT!

- 固有感覚の働きにより重さを感じたり、階段をのぼったりすることができます
- 固有感覚の情報によって、新しい動作を獲得できます

原始感覚②

固有感覚で「力」を感じ取り、体を操作する

固有感覚には、「重量感覚」「位置感覚」「運動感覚」「抵抗感覚」の４種類があります。

固有感覚には４つの種類がある

固有感覚には、重さを感じ取る「**重量感覚**」以外にも「**位置感覚**」「**運動感覚**」「**抵抗感覚**」があります。

たとえば、整体師さんにマッサージをされて体の各部を伸ばされている場面をイメージしてください。このとき、目をつむってリラックスしているときでも、伸ばされている足や腕などの体の位置はわかると思います。これは、**体のなかで動いている関節や筋肉の位置を把握する「位置感覚」**という固有感覚が機能しているからです。

また、ランニング中に「アップだから、徐々にスピードをあげます」「100％全力で！」「クールダウンするから30％くらいで！」などの指示を受けると、多くの人は力加減を変化させることができます。これは、**一定の方向にどれだけ力を出しているかを感じ取る「運動感覚」**と呼ばれる固有感覚があるからです。

ほかにも「おしくらまんじゅう」で遊ぶときに、「すごい押される！」「押されないようにこれくらい力を出さなきゃ！」などと**押したり、押されたりする力を感じ取る「抵抗感覚」**という感覚も存在します。これは綱引きのように、引いたり、引かれたりするような場面でも同様の力を感じ取ります。

固有感覚には、さまざまな力の流れを感じ取る機能がある

このように、固有感覚は「重さ」を感じ取る重量感覚以外にも、**さまざまな力の流れを感じ取る機能があり、同時に、人間が生活するうえで適切に体を操作する役割をもっています。**

そのため、体と脳の間で固有感覚の情報のやり取りがうまくできない

固有感覚の種類

動いている
筋肉・関節の
位置を把握する

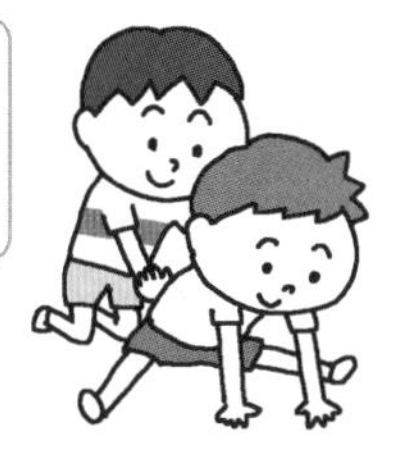

今は全力 100% で
ダッシュ！

30% の力で
抑えて走ろう

位置感覚
身体の各部の位置を
把握する感覚

運動感覚
身体の加速度や方向を
把握する感覚

「押す・押された」
「引く・引かれた」の抵抗を感じる

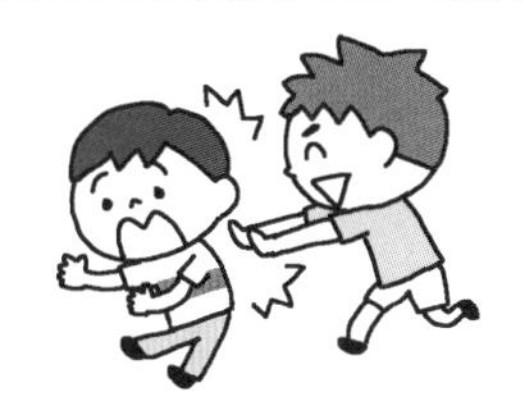

何キロくらいかな？

もっと力を
入れないと
落ちちゃうかな？

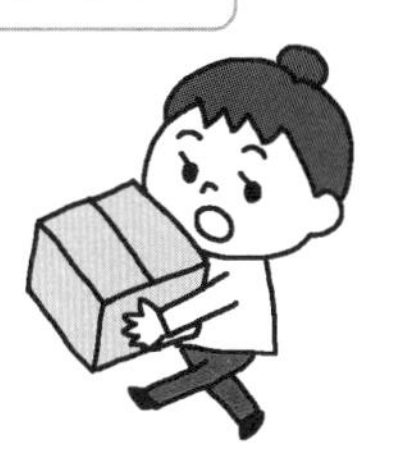

抵抗感覚
押す・押されるときの力を
把握する感覚

重量感覚
物をもったときの重さを
把握する感覚

と、さまざまな困難が起こりやすくなるともいえます。

POINT!

- 固有感覚には、「重量感覚」以外にも「位置感覚」「運動感覚」「抵抗感覚」があります
- 固有感覚にはさまざまな力の流れを感じ取る機能があり、人間が生活するうえで適切に体を操作する役割をもっています

原始感覚③

固有感覚が未発達の場合

乳幼児期における固有感覚は発達途中の状態であり、無意識のうちに固有感覚を使う活動を行います。

固有感覚の未発達はさまざまな課題につながる

乳幼児期における固有感覚は発達途中の状態です。そのため未発達の固有感覚を発達させようと、「常に走って移動する」「高いところから飛び降りる」「お父さんに何度もお相撲を挑みにいく」など、固有感覚を使う活動を無意識にたくさん行おうとします。

このように、**運動を通して筋肉や関節にある固有感覚に刺激を入れる行動**を「**自己刺激行動**」と呼びます。自己刺激行動は、**生物として必要な感覚を育てるために無意識に行う行動**です。これは発達段階上、どの子にも見られる現象であり、幼少期ほど運動が好きな様子が見られます。

一方、発達の遅れや偏りがあったり、固有感覚が育ちにくい体質だったりする子は、**ほかの子より強く体に刺激を入れようとします**。そのため行動の背景がわからない周囲の人から見れば、「落ち着きがない子」「我慢ができない子」「危ないことばかりする子」など、負のレッテルを

自己刺激行動とは？

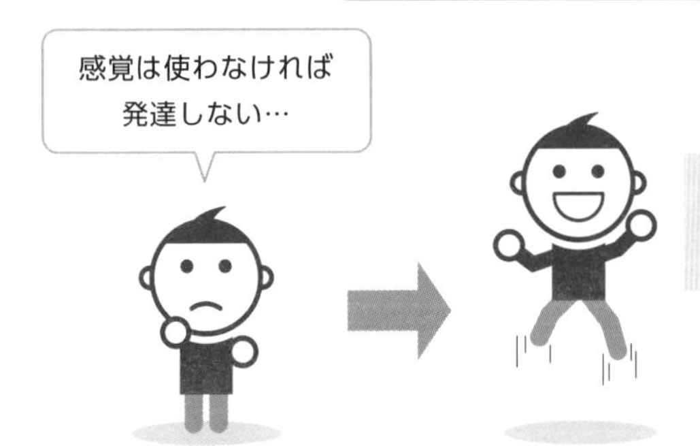

自己刺激行動

走る、飛び降りるなどの運動をして固有感覚に刺激を入れる

周りの人が理解できないと…
そんなこと
言われても…
固有感覚の情報の
やり取りが困難
不器用、
うっかりさん
保護者、先生などに
怒られることも
自己刺激行動なので
本人にも止められない

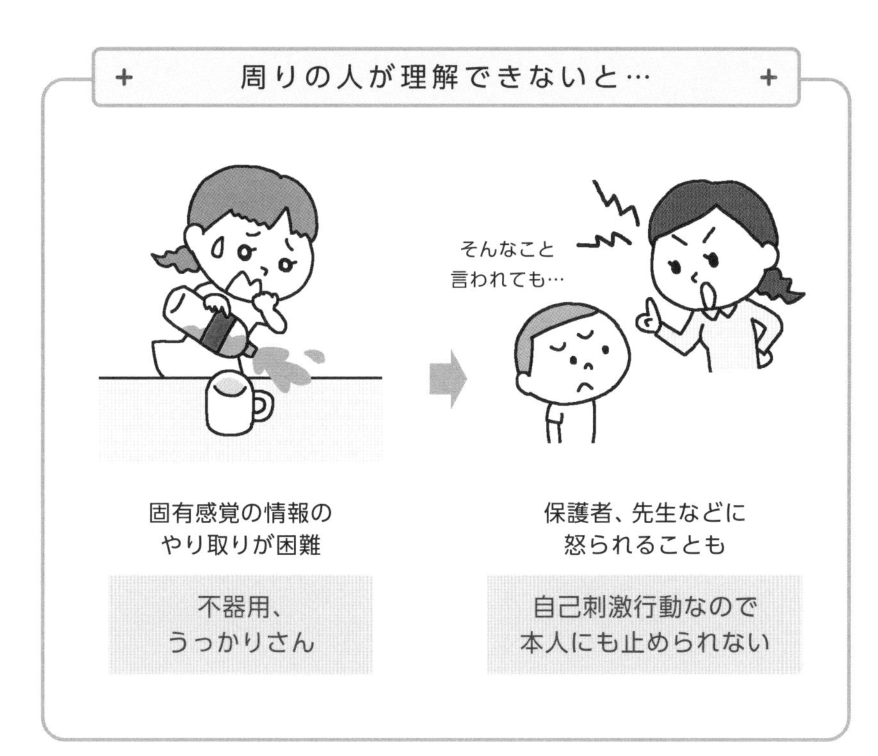

貼られてしまうことが多いです。

よって、自己刺激行動は発達段階において、**その子に必要な行動**だと理解する必要があります。また、固有感覚は体の操作にも直接関わるため、**固有感覚の発達に遅れがある子は、思ったように体が動かすことが苦手です。**

「ハイタッチが異常に強い」「ペットボトルから水をコップに上手に注げない」「文字を書いていると力を入れすぎて鉛筆を折ってしまう」などの不器用さとして現われることもあります。

POINT!

- 固有感覚の発達に遅れがある子は、体を思うように動かすことが苦手で、不器用な行動として現われることがあります

原始感覚④
前庭感覚とは?
〜人間はなぜ歩けるの?〜

バランスを取るための感覚である前庭感覚によって、「転ばないで歩く」「人にぶつかっても転ばずに立て直せる」などができます。

バランスを取るための感覚

前庭感覚(ぜんてい)は、一言でいえば「**バランスを取るための感覚**」であり、耳の奥にある**三半規管**で感じ取っています。

三半規管には、前後・上下・左右の3方向の管があり、このなかにリンパ液とセンサーとなる感覚が備わっています。そして重力に対して傾くほど、傾きに比例してリンパ液が流れ、その流れをセンサーが反応することで傾き具合を感じ取ることができます。そのため、

- 転ばないで歩く
- 人にぶつかっても転ばずに立て直せる
- 座席のうえで姿勢を保つ

などの日常生活を問題なく過ごすことができます。

「バランスを取る」といわれると重要性が伝わりにくいですが、生物にとって前庭感覚は非常に重要です。

たとえば、前庭感覚が働かないと「立てない、歩けない、移動できない」と生活のほとんどが制限されますし、生きていくことが困難になります。このように、前庭感覚は人間にとって重要な器官なのです。

前庭感覚は、バランスを感じ取るのと同時に体のさまざまな器官と連動しています。これは三半規管で揺れを感じ取るほか、人間の体はバランスを保つためにさまざまな機能を備えているからです。

次項から前庭感覚と連動している体の機能を紹介します。

前庭感覚とは？

〈 バランス感覚は三半規管で感じる 〉

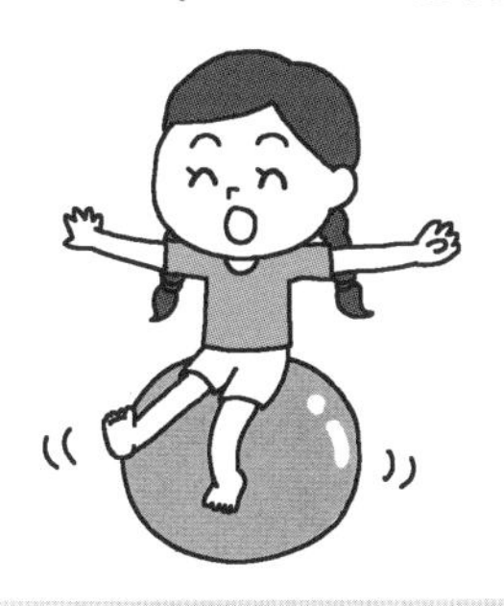

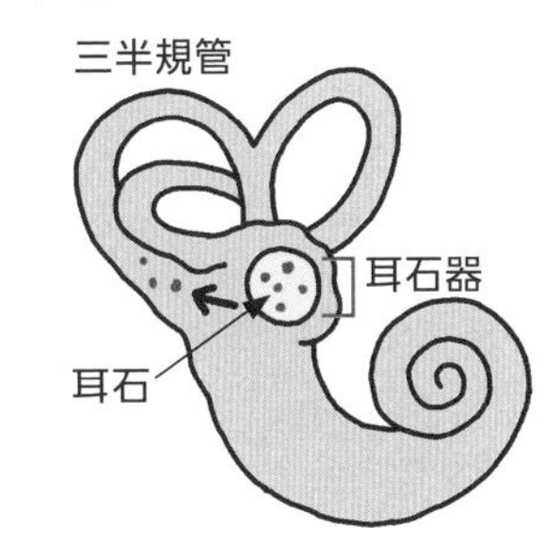

バランスを取るための感覚（平衡感覚、バランス感覚）
耳の奥にある三半規管で感じ取っている

〈 二足歩行に必要な力 〉

前庭感覚が
重力加速度の
刺激を感じ取る

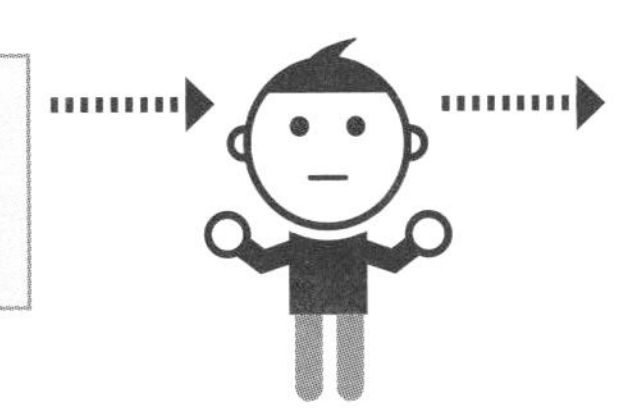

直立二足歩行を
維持する力が
作動する

① 体幹周辺の筋肉を動かして姿勢を保つ力
② 不安定でも周りを把握できるように視界を安定させる力
③ 気持ちわるくならないように、自律神経を調節する力
④ 倒れないように頭をスッキリ目覚めさせておく力

POINT!

- 前庭感覚は、耳の奥にある三半規管で感じ取っています
- 前庭感覚はバランスを感じ取り、体のさまざまな器官とも連動しています

原始感覚⑤

前庭感覚と体幹機能の連動～人がバランスを取れる理由～

人間には、揺れを感じると筋肉に力を入れて姿勢・バランスを保つ機能が備わっています。

前庭脊髄反射とは？

前庭感覚は揺れを感じ取ってバランスを取る力と紹介しましたが、当然バランスを取るためには、**姿勢が安定する位置に筋肉を動かす必要があります**。

たとえば、街中で歩いているときにすれ違った人とぶつかったとします。このときに、「左に傾いているからお腹に力を入れて、左の膝を曲げて、右側の手を伸ばして…」と1つずつ考えてしまうと、目の前の出来事に反応できず、すぐに転んでしまいます。

そこで人間には、**前庭感覚で揺れを感じると瞬時に体軸を中心とした筋肉に力を入れて、姿勢・バランスを保つ機能**が備わっています。このときの反応を「**前庭脊髄反射**（ぜんていせきずい）」といいます。

また、「**揺れを感じて瞬時にバランスを取る筋肉＝骨格筋**」「**反射で筋肉に力が入る現象＝筋緊張**」といいます。

動的バランスと静的バランス

前庭脊髄反射は、運動中は常に発動しています。たとえば、通学時や部活でサッカーをしているときなど積極的に動いている状態では体を複雑に動かしますので、前庭脊髄反射も活発に働いています。これを「**動的バランス**」といいます。

一方、「駅で友達と待ち合わせをしている」「机に座って事務仕事をしている」など一見、動いていないときでも前庭脊髄反射は働いており、これは「**静的バランス**」ともいいます。

前庭感覚と体幹機能（前庭脊髄反射）

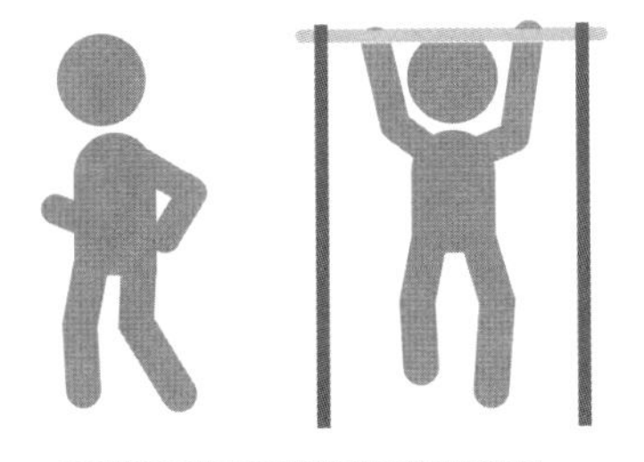

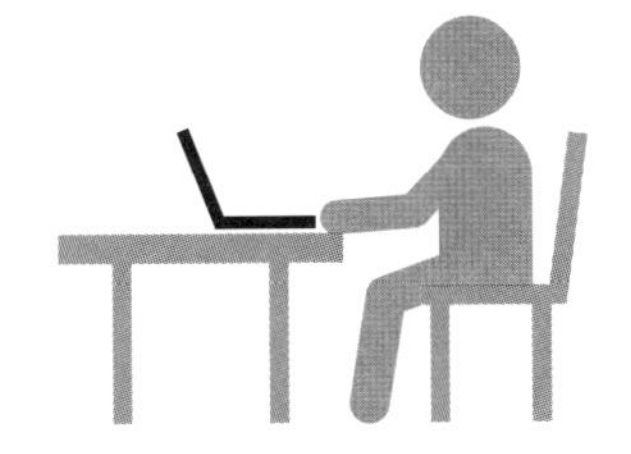

積極的に動いている
＝動的バランス

姿勢をキープする
＝静的バランス

前庭感覚で揺れを感じると、
全身のバランスを取る筋肉が作動する
＝
骨格筋が筋緊張してバランスを保つ（前庭脊髄反射）

静的バランスは、動的バランスよりも前庭感覚に揺れを感じにくいため、前庭感覚が十分に発達していない場合は、うまく作動しないケースがあります。

このように、前庭脊髄反射が働きにくいと、「姿勢が崩れやすい」「じっと待つことが難しい」などの様子が見られるようになります。

POINT!

- 人間には揺れを感じると姿勢・バランスを保つ機能があり、この反応を「前庭脊髄反射」といいます
- 前庭脊髄反射がうまく働いていないと、「姿勢が崩れやすい」「じっと待つことが難しい」などの様子が見られます

1-10

原始感覚⑥
前庭感覚と視覚機能の関係

運動中の人間の目には、視界を安定させる補正機能である「前庭動眼反射」が備わっています。

運動中は視界がブレる

前庭感覚が働いているときは、基本的に運動している状態です。そして、運動中は視界が揺れてブレてしまいます。

たとえば、陸上選手のダッシュに合わせて、カメラマンが並走しながら撮影を行ったとします。このとき、カメラマンの目には走っている選手がよく見えていますが、撮影した映像はブレブレでよく見えません。なぜ、このようなズレが起こるのでしょうか？

これは、人間の目には前庭感覚で揺れを感じるのと同時に、**目の機能に働きかけて視界を安定させる補正機能があるから**です（この補正機能を「**前庭動眼反射**（ぜんていどうがん）」といいます）。この前庭動眼反射があることで、

- ランニング中に周囲の景色を楽しむ
- サッカーのときにボールの位置をすぐに把握できる
- ボールを見ながら落下地点に移動する

など、運動中でも周囲をよく見てスムーズに対応することができます。

人間の体は 1 万年前と同じ

現代人はビルに囲まれ、インターネットなどの環境に囲まれて育つため、この環境を当たり前だと認識してしまいます。しかし人間の体の機能は、1万年前に森や草原という自然のなかで生きていた頃と基本的には何も変わっていません。

つまり、人間の体は、他の動物と同じで自然のなかで生きるために作

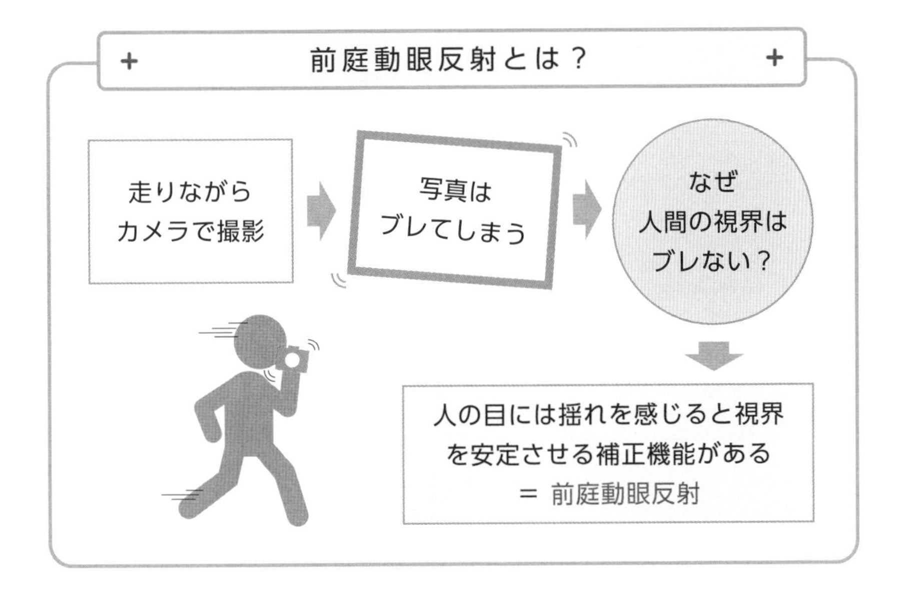

られています。これは前庭感覚などの感覚のあり方も同様です。

たとえば、原始時代に人間が運動をして前庭感覚を使用するのは、「獲物を追って食料を手に入れるとき」「猛獣から逃げたり命を守ったりするとき」など、生命維持に重要な瞬間でした。

そんなときに視界がブレていると、「石で転ぶ」「獲物を逃がす」「猛獣に襲われる」等の状況に陥りやすくなり、生きのびられません。よって、目の補正機能（前庭動眼反射）の獲得は、生きるうえで必然だったといえます。そして、目の補正機能を含む人間の体に備わった機能は本来、自然のなかで使用する力であり、むしろ現代の環境のほうが異常事態です。

この人の体と現代の環境のミスマッチは感覚統合療法だけでなく、人間の発達を促す療育を考えていくうえでとても大切です。

目の補正機能が発達していないと…

前庭感覚の発達に遅れがあり、目の補正機能（前庭動眼反射）が適切に発達していないとさまざまな困り事が発生します。たとえば、キャッチボールのときは動くボールを追いますが、目の補正機能（前庭動眼反

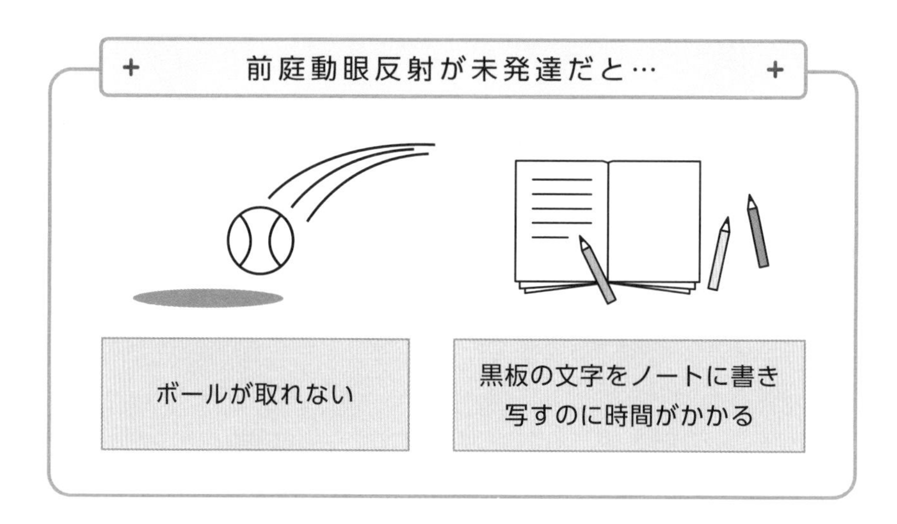

射）が未発達だと視界が安定しないため、「**ボールをうまく取れない**」「**ボールの落下地点に入れない**」などの行動が見られるようになります。

また、人混みのなかを歩いているときも、視界がブレて適切な距離感がわからず、「**周囲の人にぶつかってしまう**」などの様子も見られます。

ほかにも、学校の授業では「黒板を見る → ノートを書く」という活動を多く行います。しかし、頭を黒板・ノートと何度も往復するため、目の補正機能（前庭動眼反射）が未発達だと、黒板の見ていた場所やノートの書いていた位置を見失いやすくなり、「**ノートに書くのに時間がかかる**」という現象がよく見られます。

目の補正機能（前庭動眼反射）は運動中の話と思われがちですが、学習でもひんぱんに使われる力なので、LD（学習障害）を抱える子どものなかにも多く存在するといわれています。

POINT!

- 前庭動眼反射は、目の機能に働きかけて視界を安定させる補正機能です
- 前庭動眼反射が未発達だと、「ボールが取れない」「黒板の文字をノートに書くのに時間がかかる」といったことが起こります

原始感覚⑦

前庭感覚と自律神経の関係

気分をスッキリさえた状態に保持しようとする「前庭自律神経反射」の発達が遅れると、気分の調整が困難になったりします。

運動すると頭がスッキリする理由

前項でも紹介しましたが、前庭感覚の作動中は「食べ物を探す」「敵から逃げる」など優先順位が高い行動だと人は判断します。

そこで揺れを感じると、**自律神経と連動して血圧や発汗の調整などを行い、気分をスッキリさえた状態に保持しようとします**。これを「**前庭自律神経反射**」といいます。

反対に、**運動経験の不足で前庭自律神経反射の発達が遅れると気分の調整が難しくなります**。嫌なことに直面すると、気分の調節が難しくなり、「かんしゃく・パニックを起こしやすい」「はじめて会う人に不安を感じて心臓がドキドキして心拍数が上がりやすい（血圧が上がりやすい）」などの現象が見られます。

一般的に、運動不足の人がいきなり激しい運動をすると、気持ちわるくなったり、吐いたりします。これは前庭自律神経反射の働きを普段使

気分を安定させる前庭自律神経反射

運動をして前庭感覚が発動

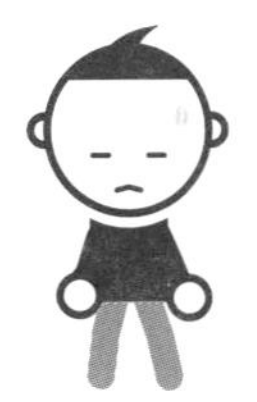

前庭感覚が自律神経の調整に働く

血圧、発汗などの調整 ＝ 気分がスッキリする	前庭感覚の刺激が過剰に入力 ＝ めまい、吐き気等

前庭自律神経反射と覚醒の調節

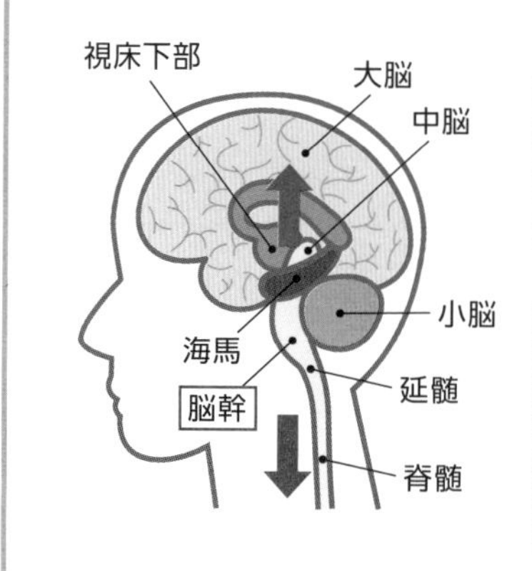

脳幹にある脳幹網様体
大脳に作用して集中力を高める ＝ 覚醒の調節

脳幹（中脳、延髄等）
体温、発汗、消化、ホルモン、呼吸等の心身の調節を行う ＝ 前庭自律神経反射

 っておらず、体が追いつかないためです。このような人は、運動経験を積むことで、激しい運動をしても酔わなくなっていきます。

また、**前庭自律神経反射が発動しやすい子は、バスや電車などで乗り物酔いをしやすい傾向があります**。乗り物は人体で想定しているより強く長い揺れをともなう傾向があり、前庭自律神経反射が未発達な子には影響が強いからです。

運動は覚醒への作用がある

前庭自律神経反射は脳の脳幹（中脳、延髄等）が司っていますが、脳幹にはさらに覚醒を司る「**脳幹網様体**（のうかんもうようたい）」という箇所があります。

覚醒とは「頭を回転させて集中できる度合い」ともいわれ、

- **覚醒が低い＝眠い、疲れている**
- **覚醒が適度＝脳が働いており、集中できる**
- **覚醒が高い＝頭に血がのぼっている、興奮している**

という傾向があります。そのため、運動中は集中力が高まりパフォーマンスが上がりますし、運動後も覚醒しているので集中して勉強できたりします。

つまり、運動をすると脳幹を中心として、「**体の調子を整える＝前庭自律神経反射**」「**脳の調子を整える＝脳幹網様体**」という前庭自律神経反射と覚醒の調節機能が発動するため、**脳と体の気分の調整**に作用し、心身ともにリフレッシュした状態になります。

運動経験が不足すると…

一方、運動経験が不足すると、脳（覚醒）と体（自律神経）の調節機能が十分に働かないため、

- うまくできないとかんしゃくを起こす
- 集中が続かず辛抱強く取り組めない
- 授業中、机に突っ伏して寝てしまう
- 友達とケンカになりやすい

など、気分のコントロールが難しい様子が増えます。保護者も育児が大変になり日常生活で困ってしまったり、対人関係のトラブルの増加につながりやすくなったりします。

このように、前庭感覚の発達は自律神経を通してさまざまな行動に影響をしているので、**運動を通した前庭感覚の発達は、対人関係上の課題を解決していくためにも重要なアプローチになります**。

特に、日常の指導やSST（ソーシャルスキルトレーニング）が入りにくい子には、この前庭感覚の発達の遅れが背景に隠れていることもあるため、注意が必要です。

前庭感覚のまとめ

上記のように、前庭感覚の発達が十分でないと、単にバランスが取れないという以外にも、

前庭感覚と連動している機能

気分がスッキリする	ちょうどよく集中できる
前庭自律神経反射 ＝ 血圧、発汗などの調整	**脳幹網様体に作用** ＝ 覚醒の調節

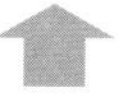
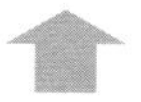

運動をして前庭感覚が発動
脳幹より二足歩行を維持する機能が発動

視界が安定する	正しい姿勢、負担の少ない姿勢でいられる
前庭動眼反射 ＝ 目の補正機能が発動	**前庭脊髄反射** ＝ 姿勢の保持機能の発動

- **姿勢の保持が難しくなる（前庭脊髄反射）**
- **視界が安定しない（前庭動眼反射）**
- **気分・情緒が安定しない（前庭自律神経反射、覚醒機能）**

という課題が出やすくなります。このような課題が見られる子どもの背景には、前庭感覚が未発達の可能性が考えられますので、適切に発達を促すことが大切です。

POINT!

- 運動を通した前庭感覚の発達は、対人関係上の課題を解決していくためにも重要なアプローチです
- 前庭感覚の発達が遅れると、バランスが取れない以外に「姿勢の保持が難しくなる」「視界が安定しない」「気分・情緒が安定しない」ということが見られます

原始感覚⑧

触覚の特徴とは?
～カバンからスマホを取り出す～

触覚は触り心地を判断する感覚で、さまざまな感覚器官の集合体です。

触覚の特徴

触覚は、**触り心地を判断する感覚**です。これは人間の発達の初期から存在している感覚で、お母さんの胎内にいるときから最も早く発達する感覚の1つといわれています。

また、その他の感覚の形成過程は下表の通りです。このように**触覚は特に重要で発達が早い感覚であり、主な機能は「触ったものは何かを判断する力(識別する力)」**になります。

各感覚の形成過程

感覚機能	週数(受胎後)
触覚	7.5 ～ 18 週 (35 ～ 37 週で痛覚との区別も可能)
味覚・嗅覚	12 ～ 14 週
聴覚	20 ～ 24 週
前庭感覚	21 ～ 24 週
視覚	23 ～ 25 週 (対光反射 30 ～ 35)

※参考:Lecanuet JP, Schaal B: Fetal sensory competencies. Eur J Obstet Gynecol Reprod Biol, 68:1-23,1996)

カバンのなかからスマホを取り出すとき

みなさんはカバンからスマホを取り出すとき、わざわざカバンのなかをのぞき込まなくても、手だけを入れてゴソゴソ探せば見つけることができると思います。

一見、当たり前ですが、なぜ見ていないのに「これはスマホだ!」と気づけるのでしょうか?

これは、**多くの人が「触り心地」を頭のなかで記憶しているから**といわれます。実際に、多くの人はスマホが手のひらに当たった瞬間に「この触り心地はスマホだな！」とパッと理解できると思います。

あるいは、展開図の勉強のときは、頭のなかで立方体をイメージして、展開した図を思い浮かべて考えます。

これは、過去にレゴやティッシュ箱、ダンボール、サイコロキャラメルなど、具体的な箱を触った経験が記憶されており、脳内に「触覚経験」と「視覚経験」を同時に思い浮かることで立体イメージを操作しているといわれています。

このように、**触覚は普段の生活のなかで多様に活用されている**のです。

快か不快（安全と危険）の区別

そもそも**触覚が触り心地を区別するのは、快か不快かを判断するため**といわれます。もう少しいえば、

- **快＝自分にとって安全なもの**
- **不快＝自分にとって危険なもの、気持ちわるいもの**

というイメージです。

実際に胎内週数35 ～ 37週で触覚（触り心地）と痛覚（痛み）の区別が可能になるため、

- **触って気持ちがいい、問題ない（快）＝安全なもの**
- **触って気持ちがわるい、痛い（不快）＝危険なもの**

と乳幼児期は区別するようになります。

そのため多くのケースで赤ちゃんは、**両親とスキンシップを取るなかで「両親＝安全な存在」と学習して、愛着を形成していきます。**

触覚はさまざまな感覚器官の集合体

「触覚は人間のどこに存在しているのか？」と考えたとき、一瞬迷う方もいると思います。触覚は全身の皮膚のなかに存在しています。しかし、皮膚のなかには複数の感覚器官が存在します。

皮膚で感じる感覚には「**触覚**」「**痛覚**」「**温冷感覚**」「**愛撫感覚**」「**道具感覚**」があり、その内容は下表の通りです。次項から、皮膚が司っているさまざまな機能について紹介していきます。

皮膚で感じている感覚の内容

感覚名	内容
触覚	触り心地を感じ取る（マイスナー小体・メルケル盤）
圧覚	押されているなど圧力を感じ取る（パチニ小体・ルフィニ小体）
痛覚	痛みを感じ取る（自由神経終末）
温冷感覚	暑さや冷たさを感じ取る（自由神経終末）
愛撫感覚	なでられている感覚を感じ取る
道具感覚	操作している道具の先の感覚を感じ取る

POINT!

- 触覚が触り心地を区別するのは、快か不快かを判断するためといわれています
- 皮膚で感じる感覚には、触覚・圧覚・痛覚・温冷感覚・愛撫感覚・道具感覚があります

原始感覚⑨

皮膚で感じる感覚の種類とは？ ～触感・圧力、痛み・温度～

皮膚で感じる感覚には、触覚・圧覚・痛覚・温冷感覚があり、触覚に過敏性をもつ子には幼少期より適切な触覚経験を積むことが大切になります。

圧力を感じる圧覚

皮膚を押したり、手のひらでつかんだりすると皮膚が押されている感覚があると思います。このように、**皮膚にかかった圧力を感じ取る感覚**を「**圧覚**」といいます。

- **触り心地を感じ取る＝触覚（マイスナー小体・メルケル盤）**
- **押されている感覚を感じ取る＝圧覚（パチニ小体・ルフィニ小体）**

この2つは異なる感覚に分類されますが、皮膚の表面に同じように高密度に分布しており、多くは2つの感覚を同時に使って触感の判別を行います。そのため、触覚と圧覚のどちらかを使っているのかの区別は難しく、まとめて「**触圧覚**」と呼ばれることもあります。

この触覚と圧覚を使って人間は、日常生活でさまざまな活動を行います。たとえば、子どもは目をつむって服を触っても、飛び出ているボタンの凹凸を判断してボタンを留めますし、テレビのリモコンをもったときに、ボタンの種類を大きさや素材の違いから感じ取ることができます。このように、**触った物体の圧力を感じ取り、種類の識別をするのが圧覚の働き**です。

痛みを感じ取る痛覚

触覚のなかには**痛みを感じ取る**「**痛覚**（つうかく）」もあります。皮膚は安全と危険を判断する感覚と紹介しましたが、痛覚は直接危険なものを察知する感覚です。たとえば、イガグリのトゲやピンセットの先端、カミソリの刃など鋭利なもので皮膚が切れたり、刺さったりすると痛みを感じるので、危険なものだとすぐに判断できます。

皮膚は肌の表面に存在し、体内を守る最初の盾となる器官です。痛覚はいち早く危険を察知するために、皮膚の最も表面に存在しています。

暑さ寒さを感じる温冷感覚

圧力や痛みのほかに、**暑さや寒さの気温の変化を察知する「温冷感覚」**も皮膚に存在する触覚機能の１つです。

一般的には、以下のように気温の感じ方は区切られます。これは個人差や湿度との兼ね合いでも変化しますが、基本的に温冷感覚で気温を感じ取ると体温調節の機能を人間は発動します。

温度	感覚
28℃以上	暑い
23 ～ 27℃	ちょうどいい
15 ～ 22℃	肌寒い
8 ～ 14℃	寒い
7℃	冷える

暑いと血圧を上げ、寒いと体温を上げる

人は暑いと感じると、

- 汗をかいて体温を下げる
- 血流を増やして体温を下げる
- 涼しいものに近づく

という主に3つの方法で体温を下げます。

汗は、蒸発時に気化熱が奪われるため体温が下がります。また体の表面のほうが熱を放出しやすいので、体の表面・皮膚の付近に血流が集ま

気温の変化を感じ取る温冷感覚
暑さを感じ取る
血圧上昇、発汗等で
体温を下げる
寒さを感じ取る
血圧を下げて
体温低下を防ぐ

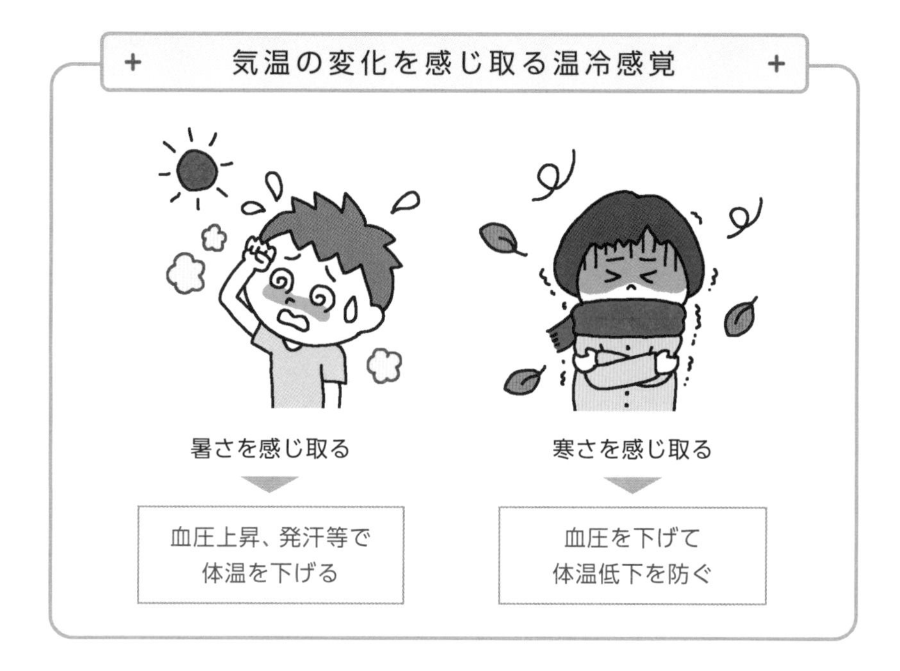

ります。それ以外にも、扇風機やエアコンなどの涼しいものに近づくことで体温は下げられますので、自分の意思で気温の調節も可能です。

このように、**温冷感覚で暑さを感じると、血圧・発汗の調整など体温を下げる機能が発動します。**

温冷感覚は寒さを感じた際にも反応します。人は寒さを感じると、

- 血流を体の中心に集めて皮膚の表面の体温を下げる
- 体をふるえさせて体温を上げる（シバリング）
- 温かいものに近づく

といった対応を行い、体温の低下を防ぎます。

たとえば、気温が下がると血流が体の中心に集まります。これは、皮膚の表面が温かくなると体温が外に放出されてしまうからです。そこで暑いときとは反対に体の表面の血流を減らし、体の中心に血液を集めることで体温を保持するのです。

寒いと体がふるえますが、これは「シバリング」といって筋肉を動かし、熱を発生させて体温の低下を防ぐための行動といわれています。

このように、**温冷感覚で気温を感じ取ることで人間は体のさまざまな器官と連動して、生きるのに適切な反応・行動につなげている**のです。

ものの識別と痛みの判別はどちらが先か？

ものの識別と痛みの判別は、触覚のなかで重要な機能ですが、人体にとってより**優先順位が高いのは危険を察知する「痛覚」と「温冷感覚」**です。そのため、痛覚と温冷感覚は「自由神経終末」という神経の先で感じ取っており、触覚・圧覚よりも皮膚の表面に存在しています。

基本的に何かを触っても痛みや温度に異常がなければ、触覚と圧覚の「識別感覚」が発動します。しかし、人体に危険が及んだときは、痛覚・温冷感覚が働き、危険を避ける行動が発動します。

たとえば、使用中のアイロンに触ると、「熱い！」と考える前に脊髄反射で手を離します。これは、識別感覚で感知して大脳で判断してはケガを回避できないため、原始感覚の温冷感覚・痛覚が発動することで起こります。

このように、**触覚は触り心地を調べるだけでなく、ものの安全か危険かを判断する機能がある**のです。

触覚過敏を抱える人の特徴

触覚過敏を抱える人は、この触覚の原始感覚（痛覚・温冷感覚）が発動しやすい状態だといわれています。

そして**定型発達の子どもは、両親からスキンシップを受けると、安心感があるので識別感覚の触覚・圧覚が使われ順調に育っていきます。**

しかし、触覚過敏の子どもは、より表面にある原始感覚（痛覚・温冷感覚）が発動しやすくなっているため、痛覚が先に発動してスキンシップをしても痛みに感じてしまいます。そのため、**触覚・圧覚が使用されず感覚が育たない**という現象が起こります。

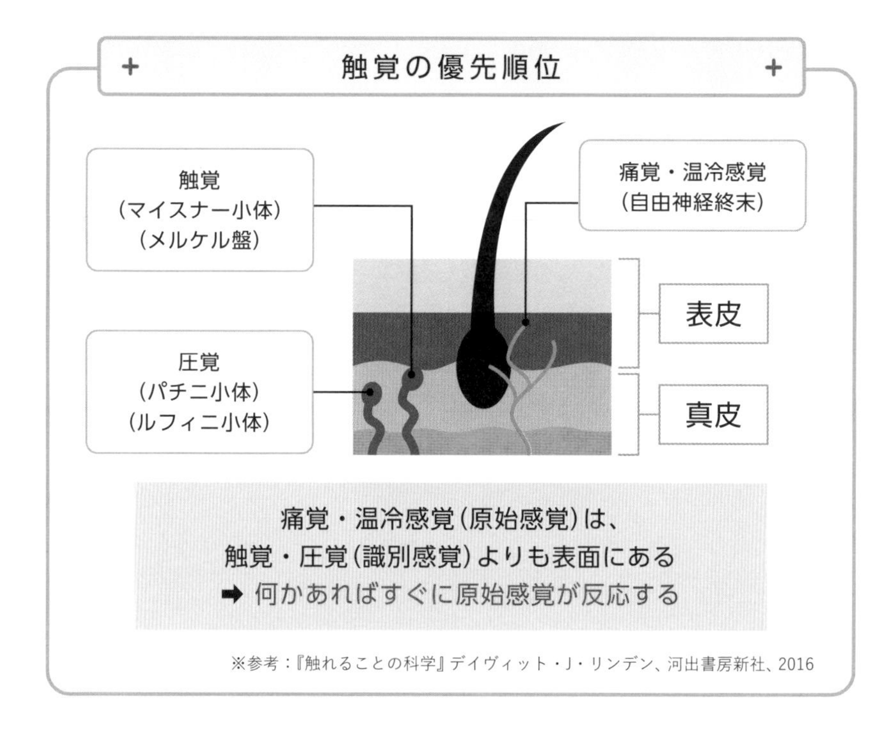

赤ちゃんからすると、両親がスキンシップをしているのに痛覚が発動してしまうため、「この人は危険なの?」と誤解をしやすくなります。そのため、情緒発達に重要な愛着形成も困難になることがあります。

ほかにも水の感触が嫌でプールを拒否してしまったり、特定の服の素材しか着ることができなかったりするなど、行動面でさまざまな課題が生まれることがあります。それだけに、**触覚に過敏性をもつ子には、幼少期より適切な触覚経験を積むことが大切になる**のです*。

*『触れることの科学』デイヴィッド・J・リンデン、河出書房新社、2016

POINT!

- 皮膚の感覚には、触覚・圧覚・痛覚・温冷感覚があり、より優先順位が高いのは危険を察知する「痛覚」と「温冷感覚」です
- 触覚過敏を抱える子どもは、原始感覚(痛覚・温冷感覚)が発動しやすい状態のため、行動面で課題が発生することがあります

原始感覚⑩

触覚が未発達の状態の場合

触覚の未発達はさまざまな行動に影響するため、触覚をたくさん使う経験を積むなどして発達を促すことが大切です。

触覚が育っていないと見られること

触覚は他の感覚と同じく、使うことで発達していきます。

たとえば、赤ちゃんは生後半年までは視力がはっきりしていないため、ベッドの周りにあるものは手を伸ばして触ることで、どんなものがあるのかを確認します。その後起き上がり、視力も発達すると、周囲をよく見ることができるようになり、より自由になった両手で興味がわいたものにどんどん触り始めます。

ハイハイ・立ち歩きができると、さらに行動範囲を広げて、興味のある人やものに触りにいきます。外で草木や水など自然に触れ、両親・兄弟・親族・近所の友達など多様な人とスキンシップするなかで、

- **触れるものが増える＝安心できる場所が増える → 世界の拡張**
- **触れる人が増える＝安心できる人が増える → 安全基地の増加**

という経験を積んで人は成長していきます。

反対に、何らかの原因で触覚の発達が遅れるケースがあります。

- 触覚過敏があるため、周囲のものに触りたがらない
- 触覚の低反応があるため、触っても触覚刺激が脳まで届かない
- 幼少期からのネグレクトにより安心して何かに触る経験が少ない

このような背景要因があると、触覚の発達が遅れてさまざまな行動に影響し、下記のような行動が見られることもあります。

- 服の素材に違和感をもちやすく嫌がってしまう
- 耳掃除、爪切り、歯磨きの拒否
- お風呂に入りたがらない（水の触覚経験を嫌がる）

親御さんは身の回りの世話をしたいですが、**拒否される原因がわからずに悩むことも多い**です。背景に**触覚の未発達**があることを知ると対策が明確になり、不安を減らすことにもつながるでしょう。

触覚の発達を促すには？

触覚の発達を促すには、まず**触覚をたくさん使う経験を積むことが必要**です。特に大事になることは、**保護者・養育者からのスキンシップ**です。安心感のある養育者から触れられることは、世の中に対する安心感と直結します。そして安心感を得てはじめて、周囲のものに興味をもつことができるので、積極的な活動を行うことができます。

外で自然に触れ合い、興味のあるものに多く触らせてあげることで、経験が積み重なり、**安全と危険の区別をすることができるようになります**。現代は自然のなかで遊ぶ経験が少なくなっているといわれますが、公園やレジャー施設などでの遊びで、成長に必要な経験は十分に積むことができます。また、保育園などでの外遊びやいろいろな経験を豊富にさせてくれる場所に通うことで、発達を促すことができます。

順調に経験を積み触覚を発達させる子がいる一方で、生まれつきの体質で触覚が育ちにくい子がいます。感覚統合では、**子どもの背景要因を読み解き、状態に合わせて感覚刺激を入れていく療法**が数多くあります。

第2章より**特有の感覚をもつ子どもたちへの支援方法**を紹介します。

POINT!

- 触覚を使う経験を積むことで、触覚の発達が促されます
- 触覚の発達では、保護者などからのスキンシップが重要です

第2章

感覚の過敏性や低反応の特徴と支援のしかた

この章では、さまざまな感覚（視覚・聴覚・味覚・嗅覚・触覚・固有感覚・前庭感覚）における過敏性と低反応の特徴を紹介したうえで、実際の支援方法について解説していきます。

感覚の多様性と行動への影響①

感覚過敏（過反応）や感覚鈍麻（低反応）の特徴

感覚情報を感じ取りやすい人を「感覚過敏（過反応）」といい、感覚情報を感じ取りにくい人を「感覚鈍麻（低反応）」といいます。

脳が育つには何が必要？

「脳を育てる」という言葉をさまざまなメディアで聞くことがあります。頭がよくなったり、何かすごい能力を手にできたりしそうな魅力的な言葉です。しかし、実際に脳の成長には何が必要なのでしょうか？

脳が成長するために必要なものは、「**物質的栄養**」と「**適切な感覚情報**」の2つです。「物質的栄養」は**食事から得る栄養**です。ブドウ糖、アミノ酸、脂質などが脳の活動・成長には必要で、栄養がなければ脳は成長できません。人間は生物ですから当然といえます。

一方、「適切な感覚情報」とは、**全身の感覚器官から脳に入力される情報**です。そして、感覚情報は神経を通じてやり取りをし、その情報をもとに、人間は覚えたり、必要なスキルを獲得したりしていきます。

たとえば、猫と遊んでいる子はどうでしょうか？

「見た目はキジトラ…」と目から視覚情報を脳に入れます。「ニャー」と鳴き声を聞いて「これが猫の鳴き声…」と耳から音声情報を脳に入れます。ほかにも、

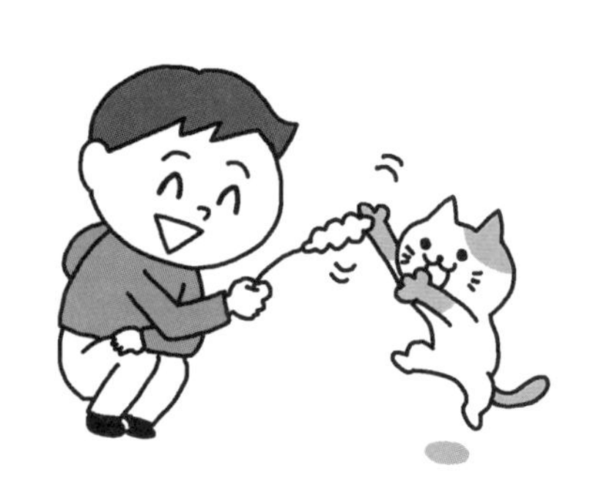

- **「モフモフの触り心地…」という触覚情報**
- **「けっこう重い…」という固有感覚情報**
- **「意外と臭くない…」という嗅覚情報**

などの体験を通してさまざまな感覚情報を脳に入れていきます。そうして、取り入れた感覚情報を整理し、活用できるように脳の神経細胞は成長していきます。

このように、栄養だけでなく、適切な感覚情報を豊富に取り入れることで脳は成長していきます。

逆にいえば、**感覚情報が不足していると脳は適切に発達しません**。生まれたばかりの猫に目隠しをして成長させていくと、大人になって目隠しを外したときに、その猫の目は視覚情報を得た経験がないので目が見えない（視覚情報を処理できない）という状態が見られます（ウィーゼル、ヒューベル「仔猫の片眼遮蔽（しゃへい）実験」）。

よって、人間が脳を発達させてさまざまな能力を獲得していくためには、**多様な感覚情報に触れる体験が必要とされ、特に幼児期の「感覚遊び」は人間の発達に重要**とされます。

（なお、上記の実験から「人間が幼児期に不足した経験は取り戻すことができない」といわれるようになりましたが、実際は年齢を重ねても感覚体験によって脳は成長することがわかっています）

「感覚」の差が個性を生む

上記のように、感覚遊びは脳と体の発達を促すために大切ですが、一方で、感覚は個人差が大きい器官です。そして、

- **感覚情報を感じ取りやすい人＝感覚過敏（過反応）**
- **感覚情報を感じ取りにくい人＝感覚鈍麻（どんま）（低反応）**

などと表現することがあります。この感覚の差は、人間誰しもがもっているもので、その人の個性にもつながります。

たとえば、からい料理が好きな人も入れば、嫌いな人もいます。辛味とは人間の痛覚で感じ取りますが、

- 痛みを感じ取りにくい（痛覚が低反応）＝からいのは平気
- 痛みを感じやすい（痛覚が過敏）＝からいのが苦手

などのように、個人の感覚の差から趣味・嗜好が生まれます。ほかにも一例ですが、以下のような行動の差が生まれます。

過敏性のある人と低反応な人の特徴

感覚機能	過敏性のある人 （感覚刺激を入力しやすい人）	低反応な人 （感覚刺激を入力しにくい人）
視覚	電球色の光（だいだい色）を好む	白熱灯の光（白色）が好き
聴覚	人混みなど騒がしい場所を避ける	騒がしいところでも平気 あるいは好むこともある
味覚	薄味を好む	濃い味つけを好む
嗅覚	服のにおいに敏感になり、洗剤の種類にこだわりが強くなる	においの変化に気づきにくい 洗剤の種類はこだわらない
触覚	チクチクした服や、人にくすぐられることを嫌がる	ザラザラした強い刺激を好む 帰り道で壁を触りながら帰る

感覚の過敏性はわるいものではない

最近、テレビで自閉症の感覚過敏が紹介されることが増えたため、「感覚過敏＝わるい」とイメージされる人もいます。確かに、聴覚過敏で常にイヤーマフを必要としたり、触覚過敏で着られる服が限定されたりするなど不便を抱える人がいることは事実です。

しかし、上述したように**感覚の過敏性はただの個性であり、よい・わるいで考えるものではありません**。

たとえば、著者は聴覚過敏があり人混みが苦手です。しかし、視覚は低反応が強く、目の前で見たことでも反応が鈍い特性があります。

日々療育活動として、おばけキャッチやカルタ、なんじゃもんじゃなどさまざまな遊びを子どもとしていますが、私は視覚の情報処理が苦手で反応が遅いので、子どもとの遊びは実は苦手です（そのため、私と遊んだ子はほぼ勝利できるので、自然と自己肯定感が上がっていきます…）。

このように感覚による違いはいろいろな影響がありますが、そのことで困っていなければ、特に何もする必要はありません。人混みの少ない静かな地域に住めば問題ないですし、私が子どもにゲームで弱くとも、療育がうまくいけば問題はありません。

反対に、下記などのように、周囲の環境に合わず不都合が生まれたときに問題となります。

- 味覚過敏で食べられない食材があるが、給食で完食を強要される
- 聴覚過敏があるが、騒がしい大部屋の部署に配属される
- 視覚過敏があり蛍光灯が苦手だが、近所のスーパーはすべて蛍光灯が設置されている

個人と環境への２つのアプローチがある

過敏性が強い子には、困ってしまうことが多々生まれます。たとえば、「聴覚過敏の子がピストルの音を嫌がり運動会の徒競走に参加できない」などの状況です。このときは、**「個人」と「環境」への2種類のアプローチ**があります。

１つ目は、「ピストルの音に慣れさせる」という**個人へのアプローチ**です。人間は感覚刺激に対してある程度は慣れることができる仕組みをもっています。具体的な方法は、聴覚過敏の項目（2-6）で紹介しますが、スモールステップで改善を目指すことは可能です。

しかし、感覚は個人差が大きく、なかには練習しても適応できないレベルの人もいます。このような場合は、2つ目の**環境へのアプローチ**が重要になります。

環境へのアプローチは、「道具を使用する」「場所を変える」「制度を変える」など、**周囲の環境を変えることで困り感の解消を目指すアプローチ**です。感覚統合療法は個人の感覚発達を促し、困り感の解消を目指す方法ですが、個人の努力ですべて解決できることはありません。

たとえば、昔は視力が低い人は「視覚障害者」であり、大きな不便を抱えていました。しかし、現在ではメガネやコンタクトがあるので問題になることは少ないです。

視力はトレーニングで回復する余地が少ないことはみなさんもご存知かと思いますが、「メガネ・コンタクト」という器具によって、視力が低い人の困り感はなくなりました。このように、環境を変えることで困り感の解消することも可能です。

先ほどの「聴覚過敏の子が運動会のピストルの音を嫌がって徒競走に参加できない」という例であれば、「音がしないピストルに変える」という環境へのアプローチで、困り感を解決することができます。

感覚の課題にも環境アプローチが必要

感覚への環境アプローチには、以下のような方法があります。

- 聴覚過敏で大きな音に耐えられない → イヤーマフをする
- 触覚過敏でウールの服が着られない → 肌に刺激が少ない素材に変える
- 視覚過敏で授業に集中できない → 黒板の周りの掲示物を減らす

このように、**個人と環境の両方にアプローチすることが重要**です。しかし、一般的に多くの人は苦手なことを練習して克服できるため、「練習しても克服できない」と聞くと、「甘えている」と考える人も多くいます。

これも周囲の環境とのミスマッチと考えることができます。これを解消するには、より多くの人に感覚の知識をもっていただき、相互理解を進めていくことが大切といえそうです。

次項からは、過敏性や低反応の人への支援方法を紹介していきますが、「支援は個人と環境相互で行うものである」という前提で読んでいただければと思います。

POINT!

- 幼児期の感覚遊びは、脳と体の発達を促すために大切です
- 感覚過敏（過反応）や感覚鈍麻（低反応）の人には、個人と環境の２種類のアプローチが有効です

2-2

感覚の多様性と行動への影響②

過敏性の特徴とは?

感覚の過敏性が発生する原因は2つあると考えられ、防衛反応が出やすい感覚過敏の人は「不安性の高さ」ももっています。

過敏性の2つの要因

感覚の過敏性が発生する原因は、下記の2つが考えられています。

①過剰に感覚情報を入力してしまう
②防衛反応が発動している

過剰に情報を入力してしまう

1つ目は、**情報を過剰に入力してしまうパターン**です。

たとえば、視覚過敏の人は、結婚式への出席が難しくなるそうです。これは、披露宴で新郎新婦が出てきたときに、一斉に「パシャ！」と行われるフラッシュ撮影の光が目から強く入力されてしまい、一時的にオーバーフローして目が見えなくなってしまうからだそうです*。このように、情報の過剰入力によって感覚過敏が起きます。

＊『自閉っ子、こういう風にできてます！』ニキ・リンコ・藤家寛子、花風社、2004

また感覚の入力具合は、人によって異なりスペクトラム（あいまいな境界をもちながら連続していること）で現われます。下記の通り、傾向はさまざまなので、その人に合ったアプローチが必要となります。

- 情報入力が少なく、困り感がない人
- やや感じ取りすぎるが意識や練習でなんとかなる人
- 感じ取りすぎてしまい、意思ではどうにもできない人

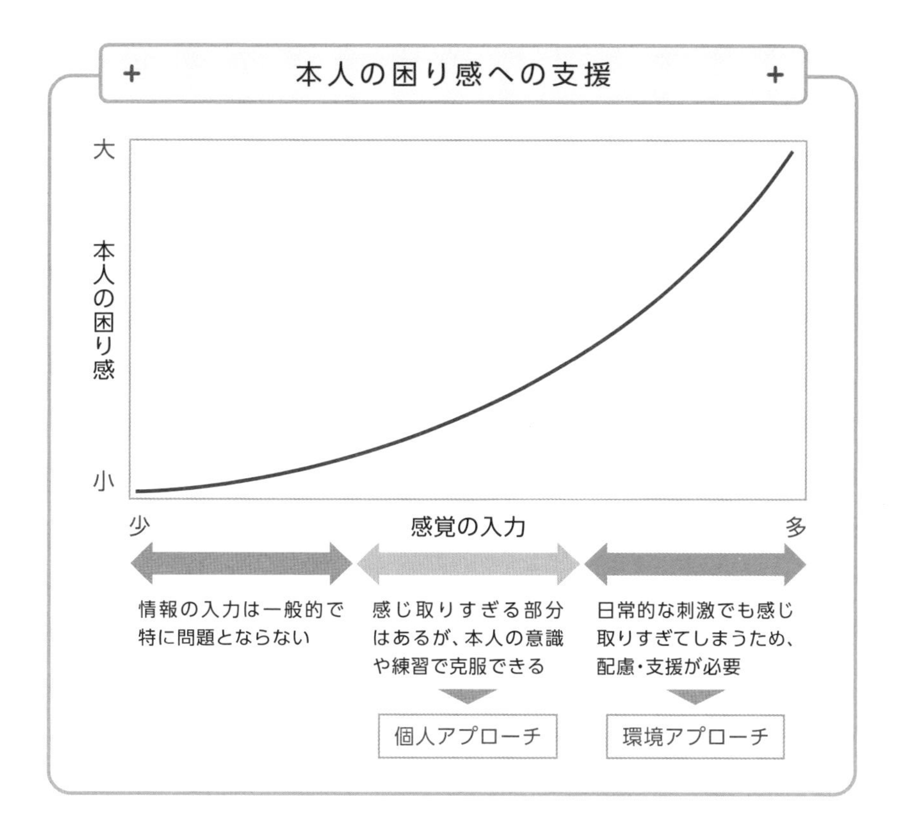

もし命の危険にさらされると（防衛反応）

2つ目は、**「防衛反応」が発動しているパターン**です。人間は本来、自然のなかで生活する生き物なので、危険に直面すると生き残るために身体に変化が起こります。

たとえば、女性が暗い夜道を1人で帰宅中に、背後から知らない男性が近づいてきたら身の危険を感じてドキドキします。さらに、男性が近づいてきて肩をつかまれ、「おい！」と言われたらどうでしょうか？　おそらく血圧は上がり、汗が吹き出て「ぎゃー！」と叫んでその場から全力で逃走するでしょう。

しかし、男性が追いかけてきて行き止まりに追い込まれてしまいました。どうしようかと不安になります。思考がパニックのなか、おそらく

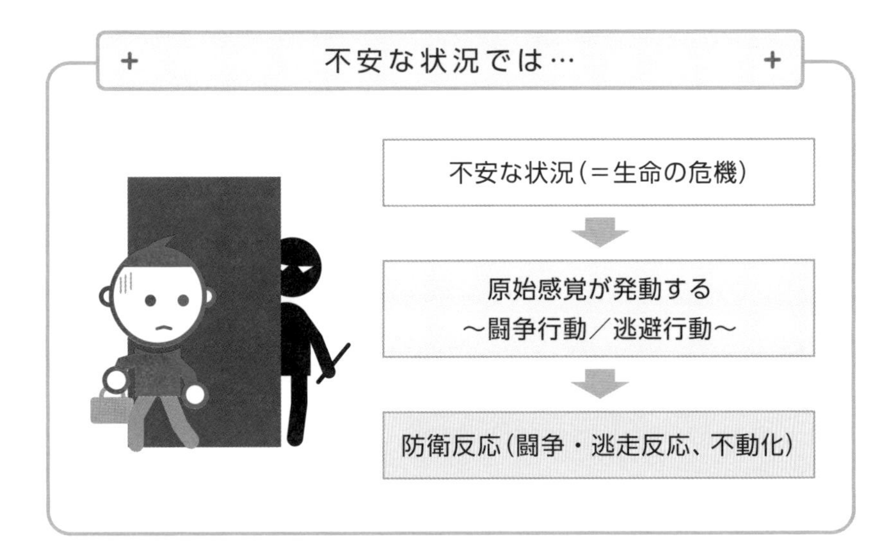

男性のほうを振り返り、「殺されるぐらいなら、殺してやる！」などとバックや傘を振り回し、反撃を始めるでしょう。

これは危険な状況に陥ったときの一例ですが、人は命の危険に直面すると、

- 全力で逃げるために血圧を上げ、一気に動ける状態になる
- 追い詰められれば生き延びるために攻撃性が増す

という身体反応が起こるようにできています。これを「**闘争・逃走反応**」と呼びます。ちなみに、まれに命の危険に直面したときは体が動かなくなり、気絶してしまうこともあります。これは「**不動化**」と呼ばれます。

「闘争・逃走反応」と「不動化」はどちらも生物が生き延びるために備わっている機能であり、命を守るために行われるので「防衛反応」と呼ばれます。

防衛反応（闘争・逃走反応）の特徴

命の危険に直面すると防衛反応が発動しますが、そもそも「命が危険

+ 危険なときは感覚が過剰に研ぎ澄まされる +
物音もダメ！
気づかれたら
アウト!!
動かないで！

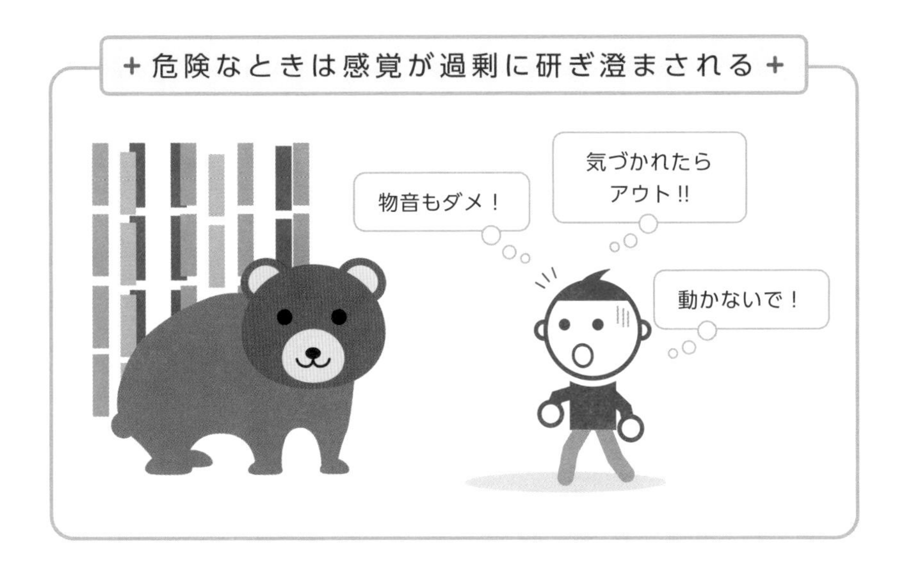

だ！」と理解するには、状況を正しく把握する必要があります。

そこで生き物は、**危険を感じている間は感覚が過度に研ぎ澄まされて、感覚を過剰入力しやすい状態になります**。

たとえば、森のなかでクマを見かけたとします、このような命の危機に直面すると、

- 音を立てて気づかれてはいけない＝聴覚が過敏
- 襲ってきたらすぐに逃げる＝視覚が過敏
- すぐに体を動かせるよう準備＝前庭感覚・固有感覚が過敏状態

という状態になります。そして、防衛反応はすべての人間に備わっていますが、**感覚過敏を抱える人は、この防衛反応が発動しやすい体質**だといわれています。

防衛反応は、不安な状況に対応するための機能です。よって、防衛反応が出やすい感覚過敏の人は、同時に「**不安性の高さ**」ももっています。

たとえば自閉症を抱える人では、感覚過敏と不安性の高さの両方を抱えている人が多いことが知られています。

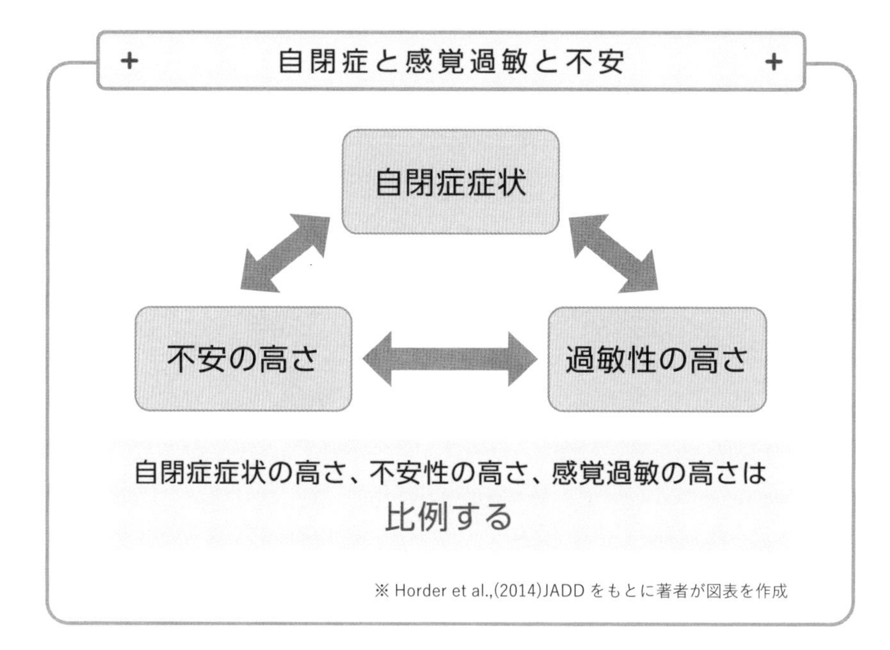

よって、自閉症の人は7～8割の割合で感覚過敏を抱えているといわれますが、支援の際には「感覚過敏（防衛反応）」と「不安性の高さ」を念頭において支援を考える必要があります*。

*『Autistic Traits and Abnormal Sensory Experiences in Adults』J Autism Dev Disord. 2014;44(6):1461-1469

POINT!

- 感覚の過敏性が発生する原因は、①過剰に感覚情報を入力してしまう、②防衛反応が発動している、という2つが考えられます
- 人間は、危険を感じている間は感覚が過度に研ぎ澄まされ、感覚を過剰入力しやすい状態になります
- 感覚過敏を抱える人は「防衛反応」が発動しやすい体質といわれています

感覚の多様性と行動への影響③

低反応とは?

低反応の子どもは、周囲の状況や雰囲気を察知しにくい傾向があります。

低反応は感覚情報を入力しにくい

「低反応」は、感覚情報を入力しにくい体質のことを指します。少し前は「感覚鈍麻」と呼ばれていましたが、「鈍麻」という言葉のイメージがわるいため、「感覚情報への反応性が低い」という意味で「低反応」という言葉が最近では使われています。

感覚が低反応な子は、話しかけられても気づかなかったり、静かにしたほうがよい場面でも気にせず大声を出したりしてしまうなど、**周囲の状況や雰囲気を察知しにくい傾向があります**。

これは情報処理の問題なので本人はどうしようもできませんが、周囲からは「鈍感な人」「周りを気づかえない人」「察しがわるい人」などのレッテルを貼られてしまうことがあります。

本人は「よくわからないことで怒られる」と悩み、周囲は「なんで気づかないの!」と悩んでしまうことが現場では多いです。

誰しも両方の側面をもっている

過敏と低反応は、両方をもっている人も多いです。

たとえば、「ドラえもん」ではしずかちゃんという女の子が出てきます。やさしい性格をもち、周りの人を気づかうこともできるため、どちらかといえば過敏側の人間のような気がします。

一方で、しずかちゃんは「バイオリンが苦手」という一面もあります。しずかちゃんは笑顔でバイオリンを弾いていますが、聴いているのび太くんは必死に耐えている場面もよく見られ、「ジャイアンの歌としずか

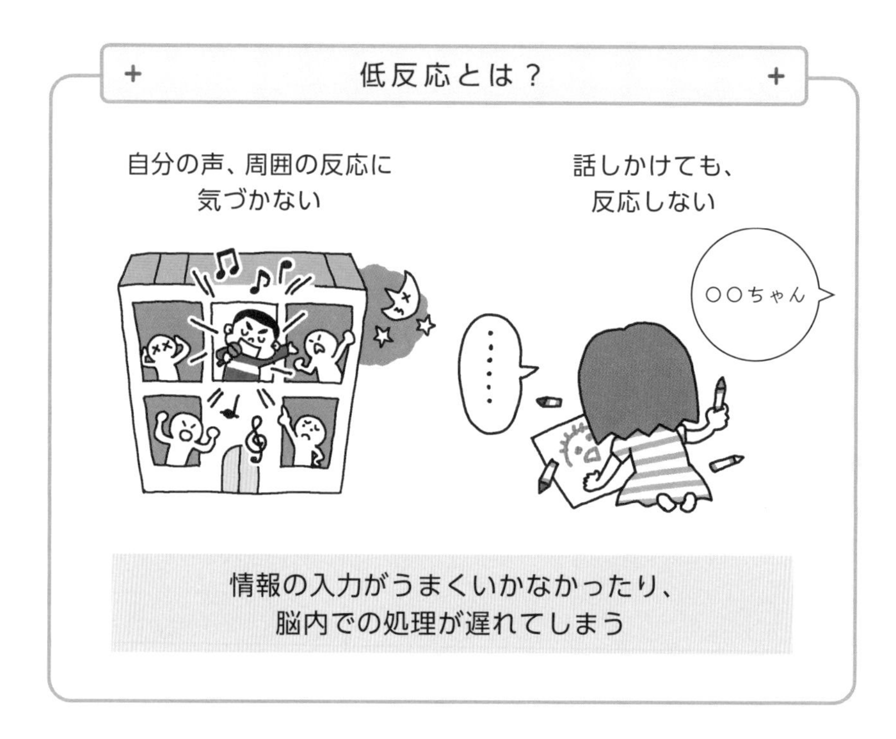

ちゃんのバイオリンは聴いてはいけない」というドラえもんの世界のルールができたりします。

このように、人間は誰しもが過敏な部分と低反応な部分を抱えており、過敏な人がすべての情報に過敏なわけでも、低反応な人がすべての情報に低反応なわけでもありません。

低反応の子への支援で重要なこと

過敏性や低反応をもつと、

- **感覚過敏（過反応）＝感覚情報が苦手・不快なので使わなくなる**
- **感覚鈍麻（低反応）＝使っても感覚情報が入らない**

という、どちらも感覚（それにともなう情報処理の神経系）の育ちにくさを抱えてしまうことが多くなります。よって、「**未発達な感覚をどう使って、発達を促すのか？**」という点が支援において大切になります。

次項より具体的な感覚の困り感を紹介していきますが、「その人の過敏な感覚をどう使うか」「低反応な感覚をどう入力していくか」というのが共通の発想であり、意識して読んでいただければと思います。

POINT!

- 感覚鈍麻（低反応）の子は、話しかけられても気づかないなど、周囲の状況や雰囲気を察知しにくい傾向があります
- 過敏性や低反応には、「未発達な感覚をどう使って、発達を促すのか」という支援の視点が大切です

2-4

感覚の多様性と行動への影響④
低反応や感覚過敏への支援の基本

「感覚の発達を促したいときは、その感覚を使う」というアプローチが効果的ですが、体質によって適切に進まないことがあります。

感覚の発達を促すには？

人間には「使った能力が伸びる」という基本原則があります。

- 自転車の練習をする → 自転車に乗るのに必要な身体活動を行うための神経系が育つ → 自転車に乗れる
- 口笛の練習をする → 口笛を吹くために必要な筋肉を動かすための神経系が育つ
- 計算をする → 計算をするために必要な認知能力を使うための神経系が育つ → 計算が早くなる

このように、**活動を繰り返すと必要な神経系が育ち、何も考えずに活動がスムーズに行えるようになります**。いわゆる「慣れ」の現象であり、専門用語では「**自動化**」と呼ばれる現象です。

こうした原則を押さえると、「**感覚の発達を促したいときは、その感覚を使う**」というアプローチが効果的です。しかし、感覚過敏や低反応を抱える人ではこれが適切に進まないことが増えます。たとえば、

- **触覚過敏がある → 触覚刺激を避ける**
- **触覚の低反応がある → 触覚刺激が体に入らない**

などの現象が起こり、適切に感覚を使えないからです。そこで、感覚それぞれの特性や状況に合わせて支援方法を考える必要があります。

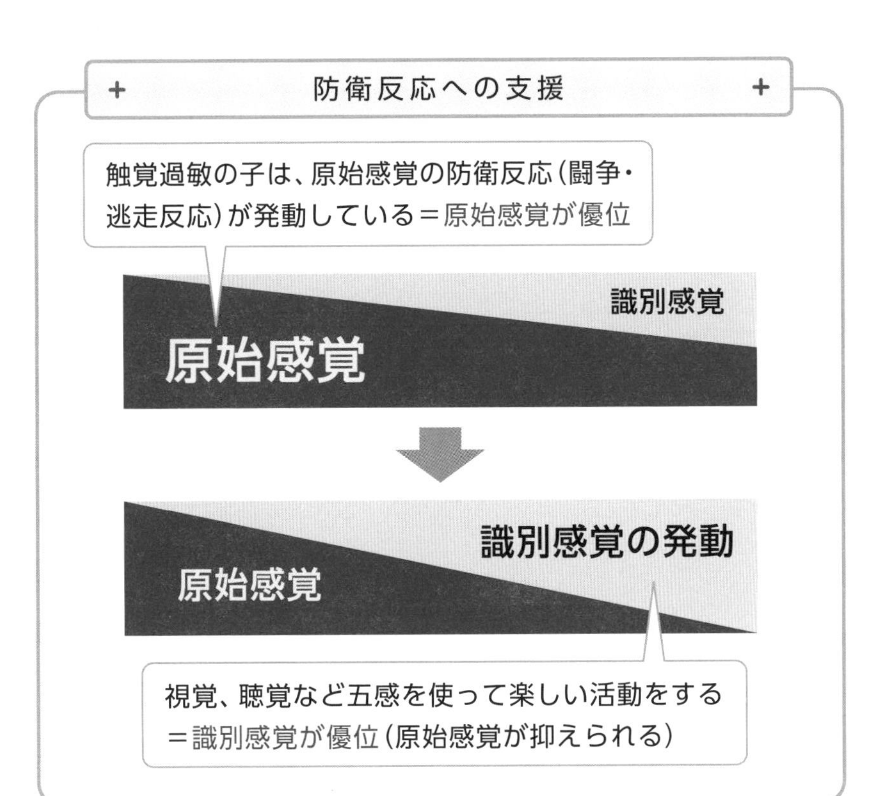

感覚の低反応と感覚過敏への支援

方法としてわかりやすいのは、「低反応」のケースです。低反応は入力が適切に行われにくい体質ですので、**強い刺激を入力するアプローチで発達を促すことができます**。

このときは、ただ運動をするだけでは感覚の入力が弱いこともあるので、道具を使った方法も必要となります。

感覚過敏は「過剰に入力してしまう」、あるいは「防衛反応が発動している状態」ですので、**子ども1人ひとりに刺激量を調節する工夫が必要となります**。

特に**防衛反応が強く出ている状態では原始感覚が優位の状態**のため、感覚を使っても脳に適切に入力することが難しくなります。それは、防衛反応の発動中は危険の察知に神経が割りふられてしまうためであり、このときに必要となるのは**識別感覚を優位にする方法**です。

- 好きなテレビを見る
- 好きな音楽を聴く
- アロマの香りを嗅ぐ

など識別感覚を活発に働かせると、原始感覚が抑えられ感覚過敏が弱まります。その間に、適切な感覚を脳と体に入力することで神経系の発達を促すことができます。

また、識別感覚は「**自己選択**」をするときも発動されます。たとえば、過敏性から偏食が起きている子も、自分で食材を選んで、調理して作った食べ物はおいしく食べられるようになる場合があります。

これは、**料理を見たときに、どう作られているのかがわからず不安性が高まり、防衛反応が発動してしまうから**です。

また、日本人はタコを使った料理をよく食べます。しかし、欧米人はタコを食べる風習がないため、「なんでそんなのを食べるの!?」と防衛反応が働いてしまい、食べることができません。

このように、自分で「これなら大丈夫！」と選んだものには防衛反応は発動しないため、本来の感覚を育てることができるのです。

次項からは、各感覚の過敏・低反応への具体的な支援方法を紹介します。

POINT!

- 感覚の低反応では、強い刺激を入力するアプローチで発達を促しましょう
- 感覚過敏には、子ども1人ひとりに刺激量を調節する工夫が必要です

感覚の多様性と行動への影響⑤

「視覚」の過敏・低反応への支援

視覚を含めた感覚情報の処理能力は、過敏性・低反応どちらに偏っても困り感が強く出てしまうといえます。

視覚の過敏と低反応とは？

視覚過敏は「**視覚防衛反応**」とも呼ばれ、**視覚情報に過剰に反応してしまう状態**を指します。

反対に視覚の低反応とは、「**見えてはいるが脳内で情報処理ができずに認識できない**」「**他の情報処理に追われて認識できない**」という状態です。

たとえば、視覚の低反応がある子は、探しているものが目の前にあるにもかかわらず、「どこだろ～？」と見失ってしまうケースがよくあります。低反応の子は、情報処理のつまずきですので、本人の意思ではなかなか気づけません。そのため、周囲に指摘されてやっと気付く、ということもよく起こります。

一方、視覚過敏の方は、少し複雑なメカニズムが存在します。

視覚の過敏と低反応

視覚過敏

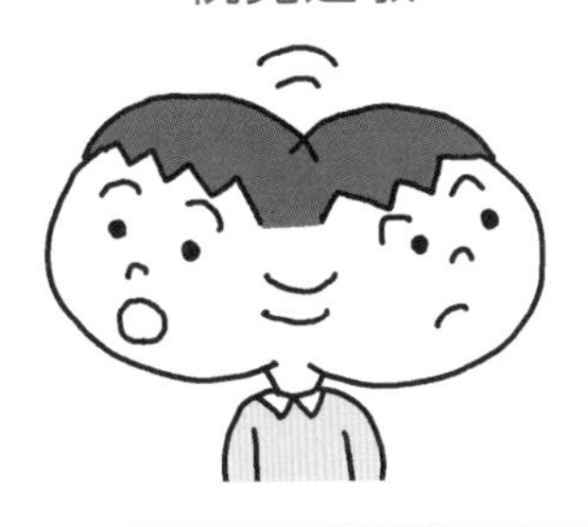

過剰に入力してしまう
→視覚情報の制限

視覚情報への低反応

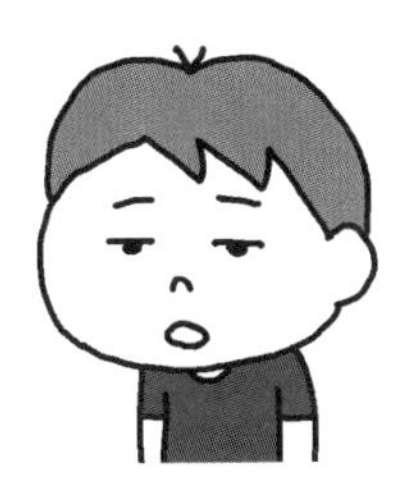

視覚的な情報を処理できない
他の処理に追われて気づけない

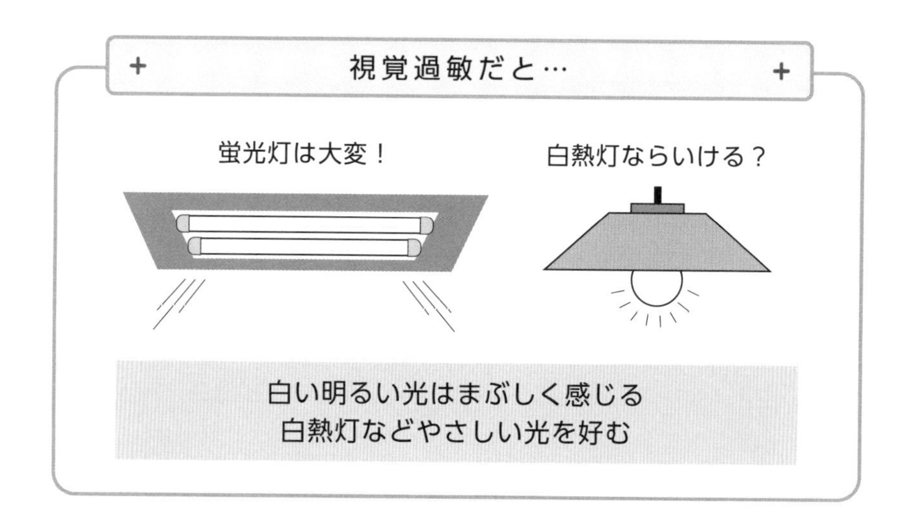

視覚情報を感じ取りすぎる視覚過敏の特徴

視覚過敏は、視覚からの情報を過剰入力するため、**強い光や明るい光で極度のまぶしさやつらさを抱えてしまうケース**があります。

前述しましたが、視覚過敏の当事者であるニキ・リンコさんは結婚式のフラッシュで目がオーバーフローして何も見えなくなってしまったり、スーパーで買い物がしたくとも蛍光灯の明かりが強すぎるため買い物ができないなど、日常に困り感が多いそうです。

また、蛍光灯では厳しいが白熱灯であれば目にやさしいので家のなかでは常に白熱灯という方もいらっしゃいます。

このように視覚過敏を抱えている人は光の強さに敏感なため、下記のような配慮が必要となります。

- 部屋の明かりを調節する
- 室内でのサングラスを許可する

視覚の中心視と周辺視とは？

視覚過敏への対応は、「中心視」と「周辺視」という2種類の視界の理

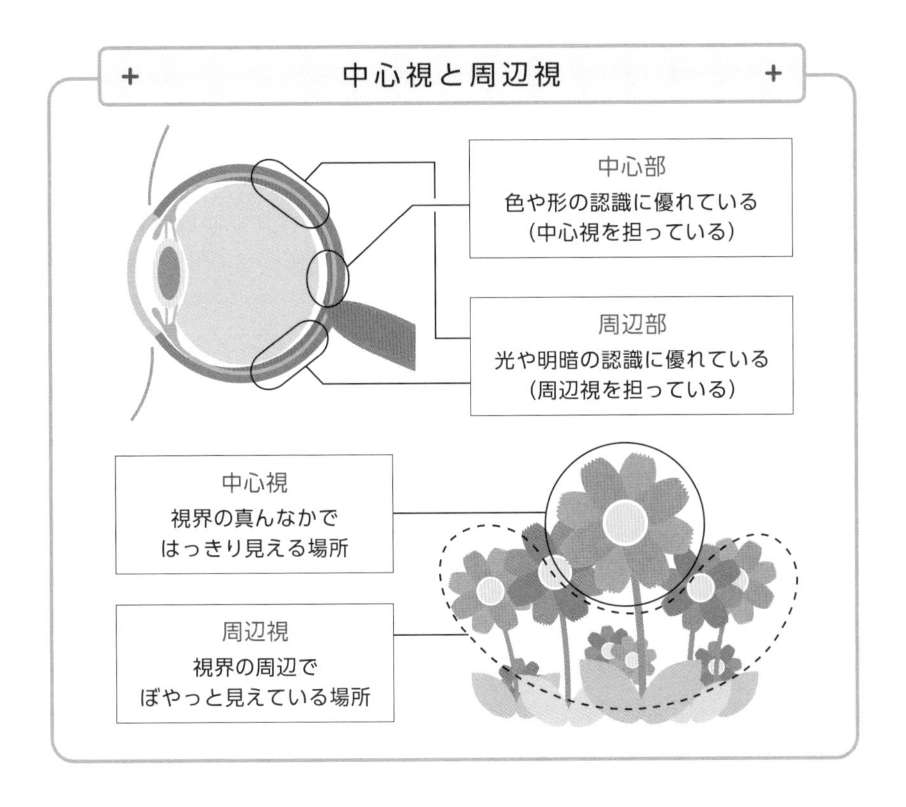

解が必要です。人間は2つの眼球から入った視覚情報にピントを合わせることで、立体的にとらえます。このときに、

- **大切な情報に意識と目を向ける（意欲）**
- **見たい情報を眼球の中心部でとらえる（眼球運動）**
- **視界のピントを合わせる（中心視）**

という手順で視覚機能は発動します。反対に、中心部の周り（周辺部）でとらえた映像はピントが合っておらずにぼやっとしている部分となり、周辺視といいます。

人間は、両目で立体的にとらえられるため、このような2つの視界が生まれます。このとき、「**周辺視に急に物体が現われると、反射的に対応する**」という習性をもっています。

みなさんも目の前に虫やボールなどが急に視界に入ってきて、とっさにしゃがんだり、手で払ったりしたことがあると思います。これは、急に見えたものに反射的に対応して危険を避けるという周辺視の力です。

この周辺視の反射機能は誰しもがもっている力ですが、**視覚過敏の人は、この周辺視の反射機能が過剰に発動する状態**だと考えられています。

視覚過敏への支援

視覚過敏をもつ子は、周辺視への反射機能が強く出ている状態です。たとえば、学校現場では視覚過敏の子への配慮として、「**黒板の周りをスッキリさせる**」という支援方法が有名です。

しかし、視覚過敏の性質を考えると、黒板の周りに掲示物があっても、動かなければ周辺視は反応しません。それよりも、**動く物体への反応が強いため、動きそうなものを固定する配慮が重要**になります。

たとえば、下記のように「風が吹いても動かないよう固定する」「光るキラキラした素材は反応しやすいので移動させる」などの対応が必要となります。

- 黒板周りの掲示物の四隅をしっかり留める
- ヒラヒラしたカーテンはクリップで抑えて留める
- キラキラした材料で作った作品は、教室の後ろに動かす

ADHDの注意散漫との見分けが難しい

視覚過敏は、視界に入るものに無意識に反応してしまうことが多いので、結果的に周辺をキョロキョロしている様子が多いです。しかし、この様子はADHDでよく見られる、不注意や多動特性による注意散漫な様子と似ているため、外からでは見分けがつかないことがあります。

どちらも集中してない様子なのでわかりづらいですが、基本の支援は

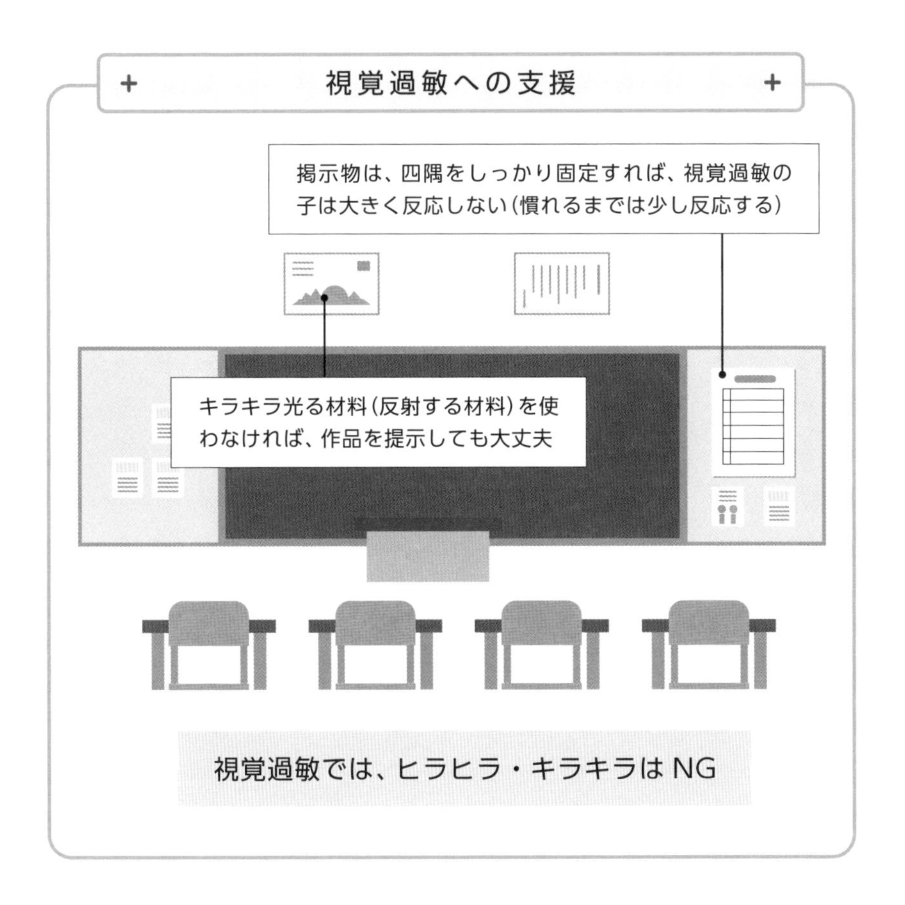

「**余計な視覚刺激を減らす**」ことです。よって、下記などの方法は、どちらの場合でも対応できます。

- 黒板周辺、教室環境をスッキリさせる
- 座席は一番前の列に配置する
- 当人や先生はシンプルな色・デザインの服を着る

視覚の低反応の困り事の特徴

一方、視覚の低反応を抱える人は、「**目の前の情報に適切に反応できない**」「**目の前のものに気づかない**」などの行動で困るケースが多いです。

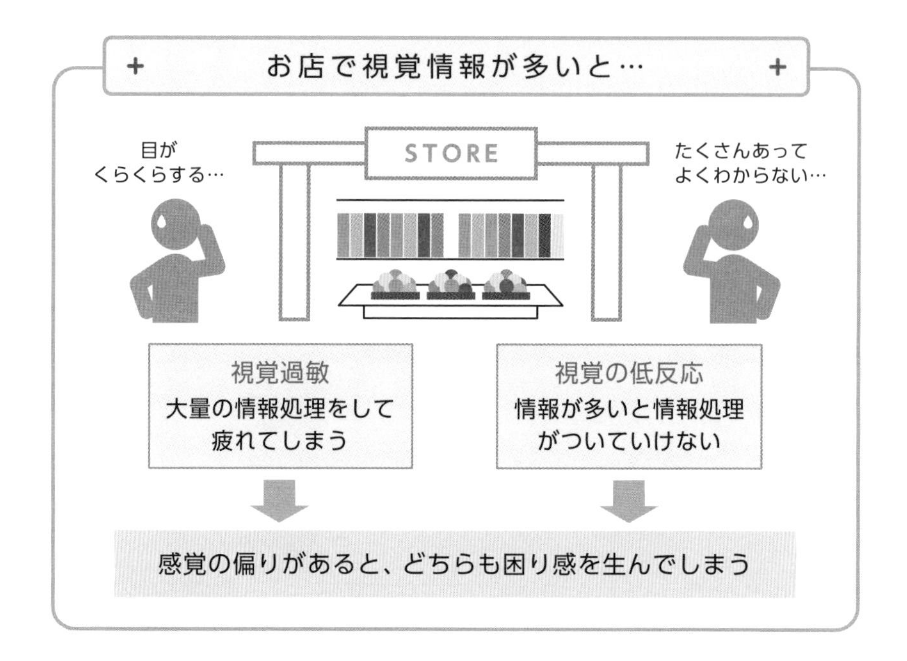

視覚情報は、人間の情報処理のなかでも8割を占めるといわれます。そのため、この処理が適切に行われないと日常生活での困難が大きくなります。

また、視覚の低反応を抱える人のなかには、「**視覚的ワーキングメモリ**」が低い人も多いです。視覚的ワーキングメモリは**視覚情報を脳内に記憶しておく力**ですが、この力が低いとすぐに忘れてしまうため、情報の処理が難しくなります。

たとえば、コストコやドンキホーテなど、大量の商品や物が並んでいる場所では、視覚情報が多くて脳内で処理しきれずに思考停止してしまう人がいます。

視覚過敏の方は大量の情報を処理しきれずに疲れてしまいますが、低反応の方は情報処理が遅くてもがんばって理解・認識しようと頭をフル回転した結果、疲れてしまいます。

このように、**視覚を含めて感覚情報の処理能力は、過敏性・低反応どちらに偏っても困り感が強く出てしまう**といえます。

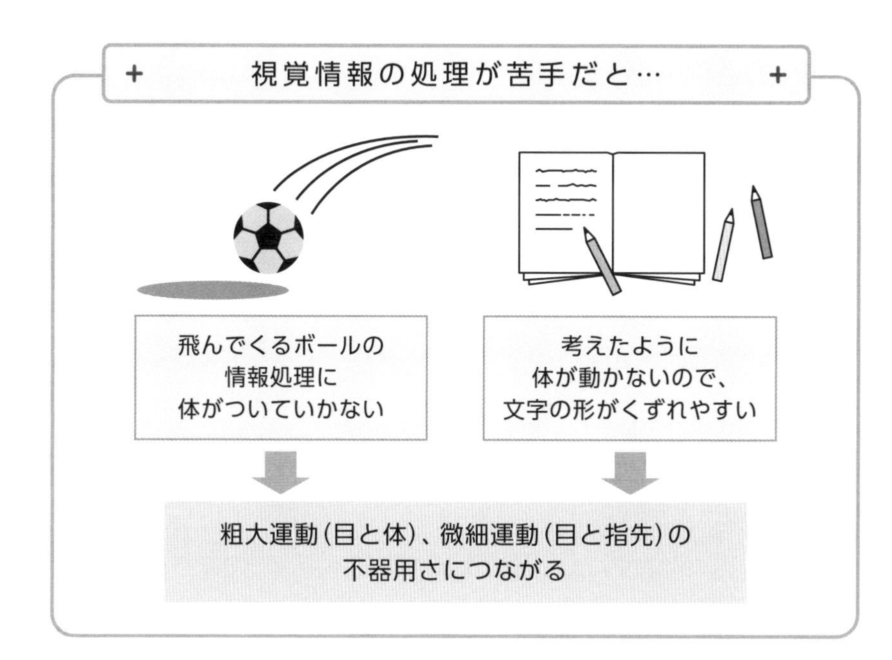

微細運動・粗大運動とは？

また、サッカーやバスケットなどの球技は、視覚情報に合わせて体を動かす必要があります。このとき、飛んできたボールを見て、速度・落下速度・落差の様子を見て、落下地点に手と体を動かしキャッチしなければいけません。

しかし、視覚情報の処理が遅いとそのための判断が遅くなるため、ボール運動など体全体を使う運動（**粗大運動**（そだい））に苦手さを抱えるケースがあります。

一方、文字を書くときは指先で鉛筆を操作します（**微細運動**（びさい））。しかし、ノートのマスを見て「ここに書く！」と思っても体が適切に動かせないため、考えている文字とは異なる字、いわゆる汚い字になってしまうことがあります。

どちらも、視覚情報の処理が体とうまく連動していないために発生する現象であり、このような運動に関する困り感につながることがよくあります。

DCD（発達性協調運動症）とは？

発達障害の症状として、**DCD（発達性協調運動症）**があります。これは、**微細運動・粗大運動に不器用さを抱えてしまう症状**ですが、多くの場合に視覚情報の処理が苦手なことで、不器用さが生まれています。

- 視力が低い・眼球の形が歪んでいる等の物理的な要因で、視覚情報が適切に入力できない（入力）
- 脳内で視覚情報をスムーズに処理して認識できていない（処理）
- 視覚情報に対して、適切な位置に体を動かすことができない（出力）

情緒処理における入力・処理・出力のいずれも、不器用さにつながってしまうと考えられています。実際に、ワーキングメモリの研究では、DCD（発達性協調運動症）、あるいは書字障害を抱える人は、視覚的ワーキングメモリが低い傾向にあることが報告されています*。

このように視覚機能の困難さが、運動の苦手さや文字を書くという指先の運動の困難につながっていると考えられています*。

＊『ワーキングメモリと特別な支援』湯澤美紀・河村暁・湯澤正通 編著、北大路書房、2013

視覚の低反応への支援

視覚情報の低反応への支援として、**視覚情報を処理する経験をたくさん積むことが重要**です。

たとえば、「間違い探し」「迷路」「宝探し」などは**視覚情報処理**をメインに使う活動であり、低年齢の子でも楽しく練習できます。

また、**視覚と指先の協応**を進めるためには、「ハサミ工作」「ボールペンの組み立て」「文章の写し書き（視写）」「絵の模写」などの活動が有効です。

視覚の低反応への支援

支援❶ 視覚の情報処理の経験を積む

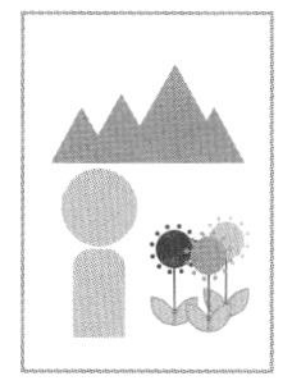
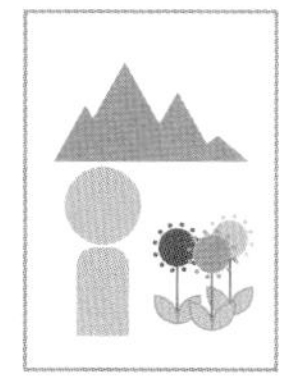

- 間違い探し
- 迷路
- 宝探し
- ミッケ等

支援❷ 視覚と指先（固有感覚・微細運動）を同時に使う

- ハサミ工作
- ボールペン組み立て
- 写し書き
- 模写・塗り絵
- お箸遊び
- ひも結び等

支援❸ 視覚と身体（固有感覚・粗大運動）を同時に使う

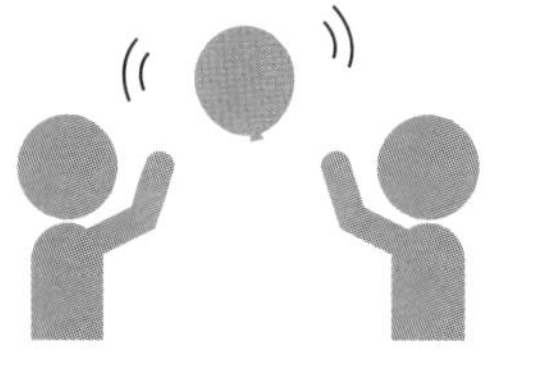
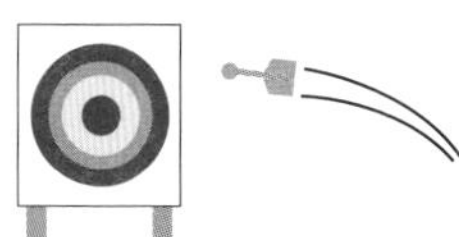

- キャッチボール
- 風船バレー
- しっぽ取りゲーム
- 的当て・ボーリング
- サッカー・バスケ
- テニス・卓球

ほかには、**視覚と体全体の協応**を進めるには、「キャッチボール」「風船バレー」「しっぽ取りゲーム」など、目でボールや鬼を追いながら、体全体を動かす活動が有効です。これらは、定型発達の子であっても感覚の発達を促すには有効な支援になります。

一方で、似たような行動をする子でも、視覚情報の処理ではなく、「目で入力する段階」の機能でつまずいている子も存在します。

こちらは、前庭感覚で扱った「前庭－動眼系」への支援につながりますので、2-10でまとめて紹介します。

POINT!

- 視覚過敏は「視覚情報に過剰に反応してしまう状態」を指し、視覚の低反応は「見えてはいるが脳内で情報処理ができずに認識できない」「他の情報処理に追われて認識できない」という状態を指します
- 発達障害の症状としてDCD（発達性協調運動症）があり、これは微細運動・粗大運動に不器用さを抱えてしまう症状です
- 視覚機能の困難さが、運動の苦手さや文字を書くなどの指先の運動の困難さにつながっていると考えられます

感覚の多様性と行動への影響⑥

「聴覚」の過敏・低反応への支援

聴覚は本人の意識とは無関係に情報が入るため、困り感につながる場面が多いという特性があります。

聴覚の過敏性と低反応とは？

感覚過敏のなかでも、「**聴覚過敏**」と「**触覚過敏**」の人は多いといわれています*。

これは、聴覚が重要な器官であると同時に、視覚は目をつむることで刺激をコントロールしやすい反面、**聴覚は本人の意識とは無関係に全方位から入力されるため、困り感につながる場面が多い**という特性が挙げられます。

* Bromley, J., Hare, DJ., Davison, K., Emerson, E. (2004). Mothers supporting children with autistic spectrum disorders: social support, mental health status and satisfaction with services. Autism, 8, 409-423.

聴覚の過敏性が発生するのは、

- **聴覚の防衛反応が発動＝音が不快に聞こえる**
- **過剰な情報入力をしてしまう＝音量が大きく聞こえて痛い**

といった現象が挙げられます。

反対に低反応の場合は、「**音がよく聞こえない**」「**音の聞き分けができない**」のようなリアクションのわるさが行動面で現われます。

音が聞こえすぎてしまう聴覚の過敏性

聴覚過敏の人は、多くの人は気にならない音でも「音が大きすぎて痛い」「耐えられない」という状態になり、困り感が生まれてしまいます。また、

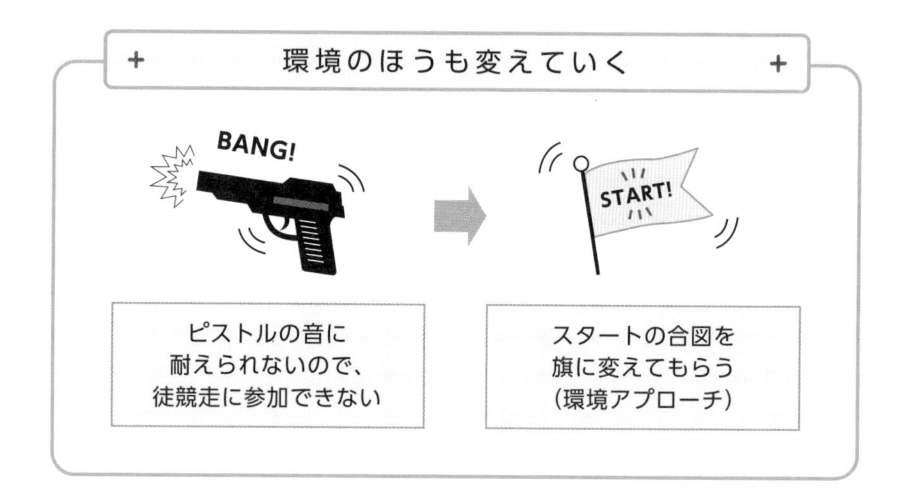

- 工場の機械音が嫌だ
- 子ども達の叫び声が耐えられない
- 犬の鳴き声が痛い

など人によって不快な音が異なるため、聴覚の問題に加えて、対象への認知（防衛反応）も影響していると考えられています。

支援方法としては、**イヤーマフや耳栓、ノイズキャンセリングなど物理的に音を減らす道具の使用が有効**です。音は本人による制御が難しいため、常に音情報をシャットダウンできる道具を使用したほうがよいでしょう。

一方、運動会の徒競走で、「ピストルの音が嫌で参加できない」というケースではイヤーマフの使用は難しいため、旗をスタートの合図に変えてもらうなど、環境へのアプローチも必要です。

ほかにも、聴覚過敏をもつ当事者の女の子は、授業で一番後ろの席だと授業中に隣の教室の先生の声が鮮明に聞こえるため、授業を2つ同時に受けている感覚になるそうです。

このような感覚の問題は、当事者以外には理解が難しく、しばしば「我慢をしなさい」と無理強いをさせられます。そのような誤解を防ぐためにも、より多くの人にこの感覚の知識が広まってほしいと思います。

聴覚の防衛反応とは？

聴覚に防衛反応が出る場合もあります。これは「**聴覚防衛反応**」とも呼ばれ、「闘争・逃走反応」が日常的に出ている状態です。周囲の音や人の話し声が痛みや不快に感じてしまいます。

たとえば、森でハイキングをしていると、小川のせせらぎや小鳥の鳴き声などさまざまな音が聞こえ、心が洗われると思います。

しかし、やぶのなかから「グルルルル…」と低いうなり声が聞こえてくるとどうでしょう？　もう先ほどと同じ気持ちではいられません。うなり声は大きな音ではありませんが、死を連想させ、こわく不快な気分になります。汗が出て、心臓がドキドキします。これが、聴覚防衛反応が出ている状態です。

この状態では、足元の砂利を踏む音も、木々のすれる音もビクビクしながら反応してしまいます。先ほどまでの鳥のさえずりは、なんだか恐ろしい声のように感じてしまいます。このように、防衛反応が出ている間は、音に対して非常に過敏になります。

そして聴覚過敏の人は音に過剰反応してしまうため、音がしない押し入れや信頼している先生の後ろに隠れたりと、**不快な音を避ける行動が見られることもあります。**

聴覚防衛反応への支援

防衛反応中は、**音が過剰に入力されやすくなります。**しかし、これは不安・緊張感が背景にあるので、**「安心感」を与えることで識別感覚を発動させ、音の不快感を軽減することが可能です。**

たとえば、保育園の歌の練習では、CDの音や友達の歌声が嫌で一緒

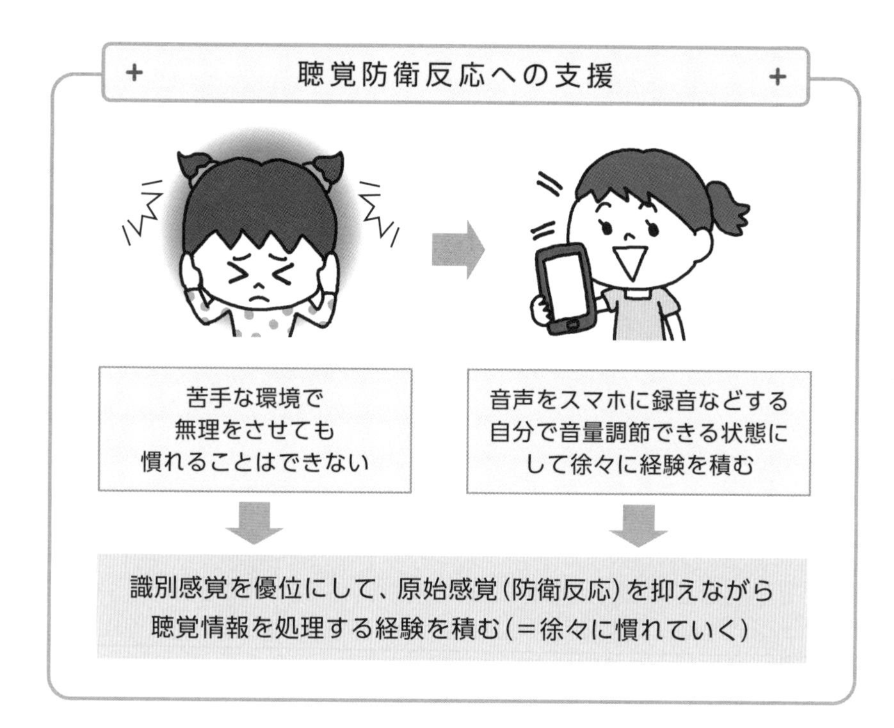

に練習できない聴覚防衛反応をもつ子がいます。このような子は、同じ場所で練習しても安心感がないため、いつまで経っても防衛反応は変わりません。

このような場合の支援では、たとえば、**友達が歌っている歌をスマホで録音するという方法**があります。録音した歌を聴覚過敏の子に一番小さい音量で再生して聴かせます。小さな音なので、ほとんど気になりません。

そして、「少しずつ音を大きくしてみて」と自分に主導権がある状態で音量を大きくしてもらいます。主導権をもつ、つまり自己選択で音量を大きくすると安心して活動できます。すると**識別感覚が働き、防衛反応が働かない**のです。そうして、徐々に大きな声でも聞くことができるようになります。

その経験を積んでいくと、他の子どもの歌声そのものに慣れるため、防衛反応が発動せずに同じ場所で歌うことが可能になります。

もちろん個人差がありますので、練習しても音に慣れることが難しい場合もあります。そのときは、環境アプローチと併用して支援方法を考えていきます。

聴覚の低反応とは？

過敏性とは反対に、

- 声をかけても反応しない
- 周囲の騒ぎに気づかない
- 自分が大声を出していることに気づかない

など、聴覚の低反応がある方もいます。聴覚障害のある人は、耳の構造上の課題で音を聞き取ることが難しいですが、聴覚の低反応の人は、**脳内での音声情報の処理が適切に行われないために起こると考えられています。**

聴覚の低反応を抱える人は、「**聴覚的ワーキングメモリ**」の低さも抱えているケースが多いです。音情報は視覚情報と比べて形に残らないため、脳内にとどめておく必要があります。

しかし、聴覚的ワーキングメモリが低いと、脳内に音声をとどめておくことが難しいため、結果的に情報が処理できず、すぐに聞き間違いをしてしまったり、忘れてしまったりします。

支援策としては、「おちたおちた」「イントロクイズ」「船長さんゲーム」「合言葉」など、**音をよく聞いて反応する必要のあるゲームが有効**です。

脳は使っている能力を積極的に獲得していきますので、集中して聞く経験を積むほど、聴覚情報への反応はよくなっていきます。これは低反応の子だけではなく、定型発達の子や発達が遅れている子にも有効になります。

ただし、聴覚の低反応は、本人の脳の個性であり、練習すれば周りの定型発達の子と同じように動けるかといえば難しいです。そこで、下記のような周辺環境へのアプローチも重要となります。

- 連絡はメモに書いて渡す
- タスクは黒板に書いておく
- 声ではなく肩をたたいて教える

このように**情報を視覚化して残したり、注意を向けてから伝えてあげることで、聞き逃しが減ります。**

音の聞き分けができない＝聴覚情報処理障害（APD）

人間は、音を無意識に意味のある音と意味のない音に区別して取り込むことができるため、「今、関係ないな」と思った音は意識的に遮断することができます。

たとえば、スーパーに夫婦で買い物に行くと、周囲の人はざわざわ話していたり、店内放送が流れたりして、音情報が飛び交っています。

しかし、「今日、何食べたい？」「家のパンの賞味期限いつだっけ？」と自然に夫婦で会話ができます。これは、たくさんの音が聞こえていても、自分にとって大事な情報を取捨選択できる力があるからです。

しかし、なかにはこの音の取捨選択ができず、誰が何を話しているのかわからなくなってしまうことがあります。これを「**聴覚情報処理障害（APD=Auditory Processing Disorder）**」といいます。

「聴覚には異常がないのに、言葉が聞き取れない」という状態のため、発見が難しく、聴覚系の学会での報告はありますが、診断名としても確立されてはいません。しかし、実は**発達障害を抱える人の多くがもっている可能性がある**と、近年知られてきた症状です。

これを聴覚の低反応というかはまだ確立していません。しかし、聴覚情報、特に人の言葉での反応が極端に苦手なため、現場での困り感はかなり大きい症状となります。また、発達障害を抱える人はもともと聴覚情報への反応が苦手なことが多いです。

■ ADHDとASDの特徴

発達障害名	行動
ADHD （注意欠如・多動症）	不注意特性のため、話しかけられていることに気づけない
ASD （自閉スペクトラム症）	対人関係の興味の薄さから、人の話し言葉へも注意が向けづらい

このような背景があるため、APDと発達障害の症状は合併しやすく、顕在化（けんざいか）しやすいのではないかといわれています。

APDの支援として代表的なものは「**ノイズキャンセリング**」です。この機械は雑音を消して人の言葉だけを抽出する機能があるので、余計な音情報が減りながら会話や発言だけの情報に集中しやすくなります。

まだ研究中の部分は多い分野ですが、今後感覚との関連も明らかになってくると思われます*。

＊『APD（聴覚情報処理障害）がわかる本』小渕千絵、講談社、2021

POINT!

- 聴覚過敏には、イヤーマフや耳栓、ノイズキャンセリングなど物理的に音を減らす道具の使用が有効です
- 聴覚の低反応には、情報を視覚化したり、注意を向けてから伝えてあげることが大切です
- 音の取捨選択ができないことを「聴覚情報処理障害（APD）」といいます

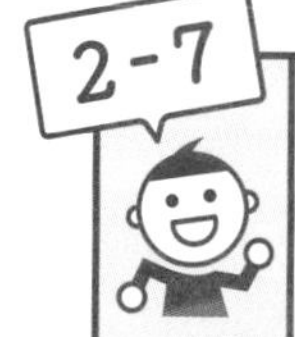

感覚の多様性と行動への影響⑦

「味覚」と「嗅覚」の過敏・低反応への支援

味覚や嗅覚に困難を抱えると「においへの拒否感」と「偏食」という困り事になることが多く、偏食にはさまざまな支援策があります。

味覚・嗅覚の感覚の困難

味覚や嗅覚は、乳幼児期からさまざまなにおいや味に触れることで発達していきます。一方、主に味覚・嗅覚に困難を抱えると、「**においへの拒否感**」と「**偏食**」という2つが困り事になることが多いです。

嗅覚過敏の困り事

一般的に、「嗅覚」は味覚よりも発達のなかで重要度が高くなります。これは、動物は基本的に「**嗅覚でにおいを嗅いで安全な食べ物か判断する**」→「**口のなかに入れて、味で安全な食べ物かを判断する**」というプロセスで食事を行うからです。

ただし、毒物や腐った食べ物を口に入れる段階で気づいては命に関わりますので、嗅覚のほうが感覚器官として重要度が高いといわれます。これは猫などの動物も、嗅覚は発達していても味覚はほぼ発達していないという事実からもイメージしやすいかと思います。

そのような嗅覚ですが、過敏性を抱えた場合の困り感として、下記などが挙げられます。

- 服（洗剤のにおい、生乾き）のにおいが気になり人に近づけない
- 体臭（ミドル脂臭、加齢臭等）が気になってしまう
- ハーブ（チョコミント等）の特定のにおいに過剰に反応する

この場合、本人や家族周辺のにおいであれば、洗剤の変更や消臭グッズなどの利用で対応可能です。反面、他人のにおいや場所特有のにおいは変更が難しいので、「物理的に距離をとる」「マスクをする」など個別

対応も必要になります。

嗅覚・味覚の低反応の困り事

味覚・嗅覚自体が低反応の場合は、腐っている食べ物に気づかずに食べてしまうなど食事関連の困り事につながりやすいです。

一方、本人がにおいや味の変化に気づかないことも多いため、本人の困り感としては表出しないケースも多いといわれます。

偏食への対応

感覚の偏りによって、多く影響されるのが食事の場面です。以下では、味覚・嗅覚を含めて、感覚の偏りが食事場面でどう影響するのかを10の括りでまとめてみます。

❶ 触覚の困難による偏食

偏食の原因として多いのは、**口内に触覚過敏を抱えているケース**です。以下のように、食感に対して独自の感じ方のため拒否してしまいます。

- ジャガイモのホクホク感が苦手
- きのこのツルツル感が苦手
- 揚げ物の衣がチクチクして苦手
- ブロッコリーの粒々している箇所が不快で苦手
- フルーチェなどやわらかいドロドロした食感が苦手

対策としては、下記のようなものがあります。

- 揚げる、細かく刻む、固める、凍らせるなど調理で食感を変える
- 食べられる食感の食材で栄養バランスを考える
- 足りない栄養をサプリメントで補給する

また、エビフライ、カレー、焼き魚など2つ以上の食感が混ざってい

る食べ物に不快感を感じて食べられない子もいます。

この場合は、無理に一緒に食べるのではなく、「衣と中身のエビを分ける」「ご飯とルーを分ける」「骨や小骨、皮、身などを分けておく」など、食感別に分けると、食べられる子も多いです。

日本では「三角食べ」が推奨されますが、同じ食材をまとめて「ばっか食べ」をするほうが、触覚の困難がある子には食べやすいこともあります。

❷ 痛覚の困難による偏食

触覚では、触り心地以外にもさまざまな感覚を感じ取っています。そのなかの１つが「**痛覚**」です。痛みを感じ取る痛覚に過敏性があると、からい料理は困難になります。辛味は「痛み」に分類されますので、痛覚に過敏性がある場合は強く痛みを感じてしまうからです。

対応策としては、下記のような方法があります。

- 牛乳、ヨーグルト、豆乳など発酵食品や酸味（すっぱさ）のあるものを混ぜて、徐々に慣れさせていく
- からくない食材で栄養の代替をする

❸ 圧覚の困難による偏食

圧覚とは「皮膚を押されている」と感じる感覚です。これも触覚の一種ですが、圧覚に過敏性があるとサイズの大きな具材を口に入れたり、のどで飲み込む際に苦しさを感じたりすることがあり、食事を拒否する子もいます。

カレーのじゃがいもや大ぶりの唐揚げなど、サイズが大きい食材に抵抗感が生まれるので、具材を小さめにカットしてあげると安心して食べることができます。

反対に、圧覚を感じ取りにくい低反応な体質の場合は、

- ザクザクしたスナック菓子
- サクサクした天ぷらなどの揚げ物

など、口のなかに刺激の強い食べ物を好む傾向があります。また、食感がやわらかいおかゆなど、ドロドロした食べ物は苦手になる傾向があります。

その場合は、「栄養バランスを考えてスナック菓子を制限する」などの対応も必要なことがあります。

❹ 温冷覚の困難による偏食

触覚のなかには、温かさ・冷たさを感じる「**温冷覚**」という感覚があります。通常は、暑さ・寒さを感じ取るために使われていますが、たとえば、

- アイス、冷凍みかんなど過度に冷たいものが苦手
- 温かい汁物、グラタンなど熱い食べ物が苦手

などの行動として現われることがあります。

この場合は、食事の温度を子どもが食べられる温度に冷ます（温める）という方法で食べられることがあります。

ほかにも、金属製のスプーンやフォークなどの食器の温度が冷たく（または熱く）不快で食べられないというケースもあります。その場合は、温度が変化しにくいプラスチック製の食器を使うことで平気になることもあります。

❺ 嗅覚の困難による偏食

味覚や嗅覚に過敏性や低反応があると、食事の味にダイレクトに影響するため、子どもの食事の好みに直結します。

また、人間は食事をする前に、まず嗅覚でにおいを確かめます。これは口に入れては危険なものを識別するためですが、この時点で感覚過敏

の人は、

- ハーブのチョコミント
- 酸っぱいにおいのするレモン
- 臭みのする発酵食品

など「生命活動に危険」と感じるにおいには、定型発達の人よりもより強く反応する傾向があります。定型発達の人は、多少臭みや酸っぱさがあっても食べることができますが、感覚過敏が強い子は、より命の危険を感じるものに抵抗感を覚えるため、食事を拒否してしまうようになります。

そのため、下記のような対応で食べてくれる子もいます。

- ハーブやスパイスは刺激の少ないものに変更するか、使わない
- 酸味・苦味のする食品は、揚げたり味つけをしてマイルドなにおいに変更する

❻ 味覚の困難による偏食

嗅覚と同様に、「味覚」は食事の好みを決める大切な要素です。ここでも感覚過敏がある人は、酸味や苦味に拒否感をもち、食べてくれないことが多いです。

これは、嗅覚の困難がある子と同じく味づけの変更や刺激の少ない食材の変更で食べてくれるケースがあります。一方、味覚が低反応（味をあまり感じない）である子は、味を感知しにくいことで、

- きのこを食べると味がせず、ゴムを噛んでいるように感じて拒否する
- 薄味の食べ物を拒否して、味が濃い食事ばかりを好むようになる

などの行動につながるケースもあります。味が濃い食事が多くなると栄養バランスも偏り、肥満や生活習慣病につながるケースもあります。

そのため、下記のような対応が必要になる場合もあります。

- 味は濃い目だが、ヘルシーなメニューに変更
- 食事の量を制限する

❼ 視覚の困難による偏食

偏食は食材の見た目から起きる場合もあります。たとえば、

- いちごの粒々が気持ちわるくて食べられない
- 白・黄色の食べ物は食べられるが、青や赤色の食事は拒否する
- 青色の食器で食欲が減退し、食事を拒否する

などの見た目や色で食事を拒否してしまうケースがあります。

この場合は下記のような対応があります。

- 「食材を揚げて黄色にする」など調理で色を変える
- 食べられない色の食材は刻んで、食べられる色の食材に混ぜる
- 食べられる色の食器に変える

❽ 不安性の高さによる偏食

上記でも紹介しましたが、感覚過敏のある子は多くの場合不安性が高いため、「命の危険がありそうな食材」に対する抵抗感が強いです。そのため、「元が何の肉かわからない」「知らない食材」などへの抵抗感が強く現われます。

たとえば、みなさんも「これはサラマンダーの肉です！」と言われてステーキを出されたら、「えっ…（毒とか入ってない…？）」と固まってしまい、すぐには食べられないと思います。

しかし、「私の飼育していた牛なんですけど、サラマンダーって名前をつけてたんですよ～」と言われて実際の牛の写真を見せられたら、「なんだ～」と安心して食べられると思います。

このように、人は食材への安心感があってはじめて食事をすることができます。しかし、ASD（自閉スペクトラム症）を抱える人は、想像力の困難さを抱えているケースがあり、知らない食材や元の形がわからない食事に極度に反応して食べられなくなってしまうことがあります。

そのようなときは、下記のような不安を取り除く対応をすることで、食べられるようになる子もいます。

- 元の食材の写真を見せる
- 材料のときから大人と一緒に調理をして見た目が変わる過程を見せる

⑨ 不器用さによる偏食

食事は皿、はし、スプーン、フォーク、ナイフなど多くの道具を使います。そのため、DCD（発達性協調運動症）を抱えていたり、不器用さのある子どものなかには、はしがうまく使えずに大人に叱られた結果、食事そのものを拒否してしまうケースがあります。

この場合は、不器用さがあることを理解して、まずは扱いが簡単なフォーク（安全のためプラスチック製）などを使用し、楽しく食事をすることからはじめます。そのなかで、徐々に扱える道具を増やしていきます。

不器用さは、本人の意思とは関係なく起こりますので、決して急ぐことなくスモールステップで教えていきます。

⑩ その他の原因による偏食

上記でさまざまな原因と対策を紹介しましたが、それ以外にもいろいろな原因で偏食は発生します。たとえば、

- アレルギーをもっており、食事によって口内がかゆくなって食べられない
- ADHD薬のコンサータの副作用で食欲不振になっている

などから食事ができなくなっているケースもあります。この場合は、医療機関との連携も必要ですので、子どもの実態をよく見て対応していきましょう。

偏食による感覚のアセスメント

食事はさまざまな器官を使って行う活動ですので、食事の様子からアセスメントも可能です。

食事の行動と見立て

行動	見立て
複数の食感が混在している食べ物が苦手	触覚過敏の可能性があり、混在している食感に不快感がある
白いお米や牛乳しか食べない 揚げ物しか食べない	視覚の過敏性やこだわり行動があり、他の色の食材を不快に感じている可能性
金属製の食器だと食べられない	温冷感覚の過敏性があり、金属食器の温度に耐えられない
からい食べ物や酸っぱい食べ物が極端に苦手	嗅覚の過敏性や防衛反応が発動しているので、食べられない可能性

感覚統合では、感覚発達の遅れをアセスメントし、未形や偏りのある感覚発達を補う運動支援が必要になりますが、子どもの背景を理解し、適切な支援につなげるために、このような行動観察は大切になります。

POINT!

- 嗅覚に過敏性を抱えた場合、「服のにおいが気になり人に近づけない」「体臭が気になってしまう」などの困り事があります
- 偏食は、「触覚」「痛覚」「圧覚」「温冷覚」「嗅覚」「味覚」「視覚」「不安性の高さ」「不器用さ」などの困難から起こり、それぞれに合った対応策を行うことが大切です

感覚の多様性と行動への影響⑧

「触覚」の過敏性・低反応への支援

触覚の過敏性・低反応の場合は適切に触覚経験を積むことが大切であり、養育者とのスキンシップも重要になります。

触覚の発達を促すアプローチ

触覚の過敏性・低反応、どちらの場合でも発達の遅れが存在するため、適切に触覚経験を積むことが大切です。たとえば、砂場遊び、スキンシップ遊び、木登り、粘土遊び、ボールプールなどがあります。

乳幼児期は、**養育者（両親・育ての親）と愛着の形成をすることが重要ですので、スキンシップも大切**です。また、人間の体は自然環境で生きることに適した作りになっているため、水、草花、樹木、土などの**自然に触れる経験も重要**です。

このようにさまざまなものに触れることで、安全だと認識できるものを増やしていきます。そして、安全な世界を広がるほど心理的な安心感にもつながります。

防衛反応を抑えながら、触覚刺激を入れる

上記のような触覚アプローチは、困難を抱えた子を含めてすべての子の触覚の発達を促すためには重要です。

しかし、触覚過敏がある場合、適切な触覚経験を積むことが難しくなります。防衛反応が発動するため、下記のように痛覚が優位に発動してしまい、触る経験が積み上がりません。

- 歯磨きを嫌がる
- 耳掃除を嫌がる
- 爪切りを拒否する
- 合わない素材の服は着られない
- お風呂で髪や体を洗うのを嫌がる

触覚過敏があると…

自分からは触りにくる

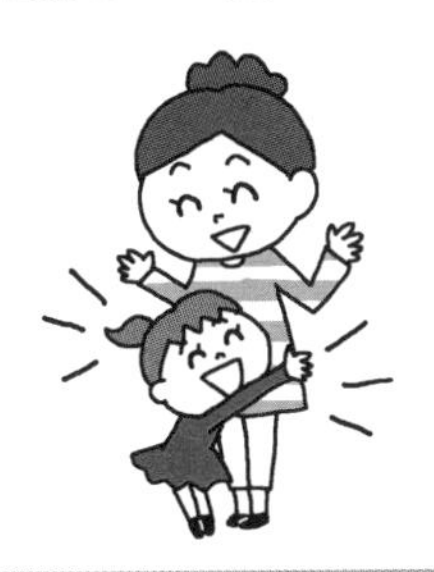

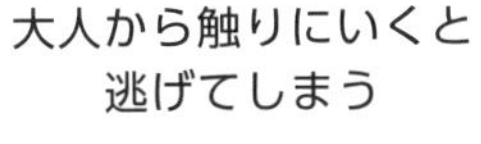

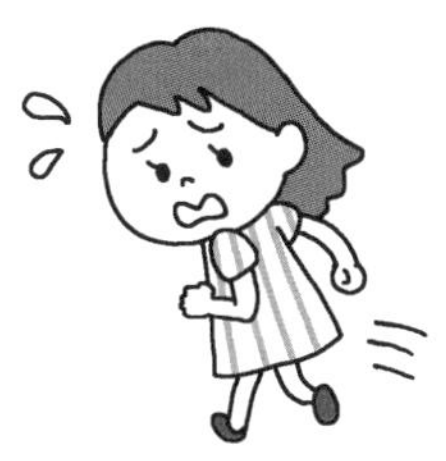

自分から触る（自己選択） → 識別感覚優位	人から触られる（受け身） → 原始感覚優位

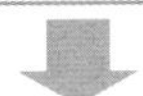

自分が興味関心のあるもの、自己選択したもの
→ 防衛反応が発動しない

- 靴下をすぐ脱いでしまう
- スキンシップから逃げる
- 知らないものを触ることができない

そこで、以下では触覚過敏のある子への3種類のアプローチを紹介します。

触覚過敏のある子への 3 種類のアプローチ

❶ 自己選択させる

触覚過敏の子では、「自分からは大人に触りにいくが、大人が触りにいくと逃げてしまう」という一見わがままな現象が見られることがあります。

これは、**自分が興味関心をもって選択した対象には識別感覚が優位に**

働き、原始感覚が抑えられ防衛反応が発動しないためと考えられています。これを応用することで、触覚過敏の子にも過敏性を抑えながら、触覚経験を積むことが可能です（下表を参照）。

■ 触覚過敏の子への対応例（自己選択させる）

歯磨きを嫌がる	複数の歯磨き粉を用意して、どの味がいいか選ばせてから、歯磨きをする
耳掃除を嫌がる	耳かき、綿棒など複数の耳掃除グッズから、どれがいいか選ばせてから掃除する
爪切りを嫌がる	どの爪から切るか選ばせる、サイズの違う爪切りを用意して選ばせてから爪を切る
着衣を嫌がる	複数の素材の服を用意して、どの服がいいか選ばせてから着替える
洗顔や髪の毛・体を洗うのを嫌がる	複数のシャンプーを用意して、使うものを選ばせる

このように、選択肢を設けて自己決定の場面を作ることで、防衛反応（＝過敏性）を抑えることが可能です。

❷ 自分で自分を触る

防衛反応の特徴を応用した支援方法として、「**自分で自分を触る**」という方法があります。たとえば、みなさんはわきを他人に触られるとくすぐったく感じると思います。しかし、自分で自分のわきを触るとどうでしょうか？　おそらく、何も感じないと思います。

わき以外にも、首やわき腹などは攻撃されると弱い部分（肋骨など守る骨がない）なので、防衛反応が出やすい器官です。そのため、触られるとくすぐったかったり、不快感が出やすかったりします。しかし、自分で触る分には危険はないので防衛反応は発動しません。この特性は、触覚過敏の子への対応にも活用できます（次ページ表を参照）。

このように仕組みを理解することで、触覚過敏への対応方法を考える

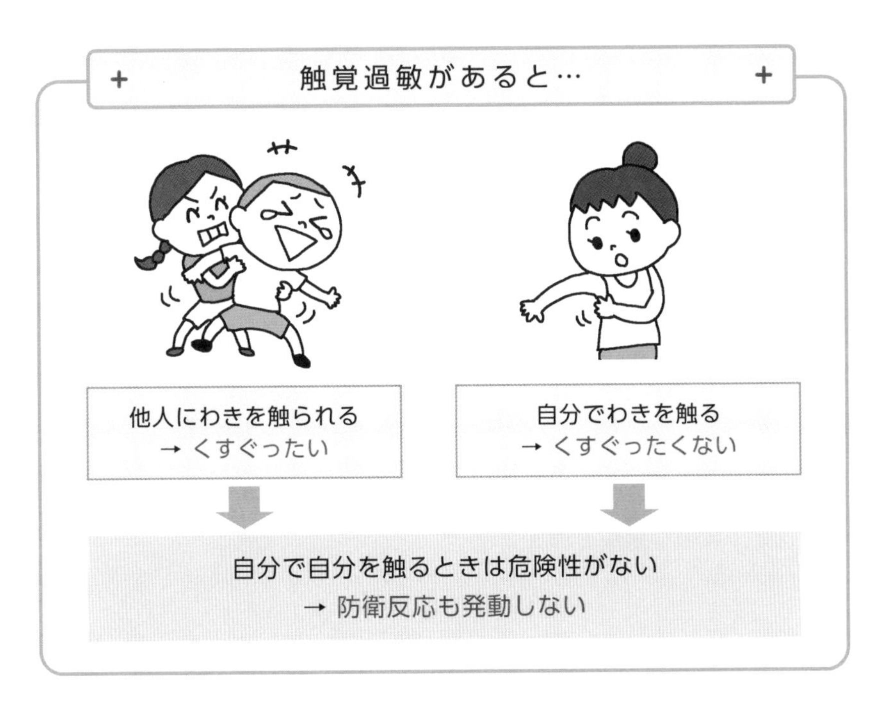

ことができます。

触覚過敏の子への対応例（自分で自分を触る）

歯磨きを嫌がる	子どもの手に歯ブラシをもたせて、子どもの腕を大人がもって操作しながら歯磨きをする
耳掃除を嫌がる	綿棒を子どもにもたせて、大人は子どもの腕をもって操作しながら耳掃除をする
爪切りを嫌がる	爪切りを子どもにもたせて、大人は子どもの手をもって爪を切る
お風呂を嫌がる	子どもの手にシャンプーをつけて、大人は子どもの手を操作して洗う

❸ 好きなものを活用する

3つ目は、「**好きなものを活用する**」です。前述しましたが、好きなものに興味関心をもっている間は視覚や聴覚が強く反応するため、識別感覚優位の状態になります。この間は原始感覚が抑えられて防衛反応も発動しないため、歯磨きを嫌がったりする子にも対応することができます。

たとえば、好きなアニメをテレビで流して、その間に歯磨きや耳掃除、爪切りなどを行う、あるいは楽しい雰囲気を作ることはそのまま識別感覚優位になり、安心感を増やして防衛反応を減らします。

- 本人の好きなことを活用する
- 先生が楽しい雰囲気を作る
- 授業で先生が楽しく教える

このような、子どもと大人で楽しく感じる環境づくりは、防衛反応を抑えて、適切に感覚経験を積むためには最も重要です。

愛着形成の遅れ

情緒発達の形成では、**心理的安全感のある人間関係を構築することが重要**です。心理学的には「**安全基地**」と呼ばれ、多くの子どもは両親を安全基地にして情緒を発達させていきます。

反対に、この安全基地が構築できないと情緒が適切に発達できません。この状態を「**愛着障害**」と呼ぶことがあります（愛着障害は一般的な名称で、診断名は「反応性愛着障害」「脱抑制型対人交流障害」と呼びます）。

愛着障害は、「安全基地がない」状態によって起こる症状ですが、この**愛着形成には触覚の育ちが重要とされています**。愛着は英語で「アタッチメント」と呼ばれ、これは日本語で「接触・スキンシップ」という意味です。日本語のイメージでは愛情の意味が強いですが、本来は「スキンシップ不足によって起こる症状」という意味なのです。

よって、触覚の状態は愛着形成と大きな関連があります。たとえば触

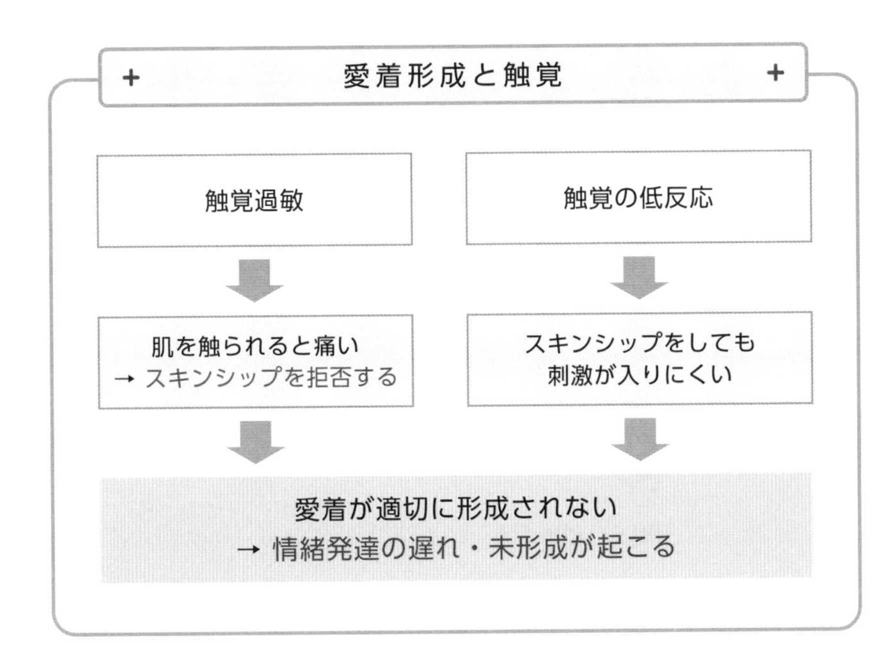

覚過敏の子は、両親からスキンシップをしても防衛反応が発動して拒否してしまいます。また、触覚の低反応の子もスキンシップ刺激が脳に届きにくくなります。

どちらの場合も「この人は安全基地だ」という認識が働きにくく、結果的に愛着形成が遅れてしまいます。

このように愛着形成と触覚の状態は、リンクして現われることが多いため、アセスメントすることが大切です。

スキンシップ支援の３つのコツ

乳幼児期から触覚を育てて愛着形成を進めるためには、スキンシップは大切ですが、触覚過敏があるとかんしゃくやパニックなども起こりやすく、親御さんも困ってしまうことが多いです。

この場合は、上記①～③の方法を活用して、防衛反応を抑えつつ、多様な触覚刺激を入れていきます。そのうえで、過敏性のある子にスキンシップを取るためにはコツがあります。

■ コツ１：ゆっくり、広く、端から

１つ目は、「**ゆっくりとなでる**」です。一般的に、触覚には通常の刺激とは別に優しくなでられている感覚を察知する器官があります。みなさんも、他人にゴシゴシと荒く触られるよりも、ゆっくりなでられたほうが「大切に扱われている」と感じると思います。そして、ゆっくりなでられるように触ると、人は気持ちいいという「快の感覚」を得ます。

このように、触覚過敏のある子にも、まずゆっくりなでるように触ることが効果的になります。

■ コツ２：広く触る

２つ目は、「**広く触る**」です。触覚は、触れたときの面積で感じ取る器官が異なります。たとえば腕を触るときは、

- 肌を針で触る＝痛い（痛覚が反応）
- 肌を指で押す＝押されている（圧覚が反応）
- 手のひら全面で肌に触る－触られている（触覚が反応）

などの触り方で受け取り方は異なります。特に、触覚過敏の子は痛覚が強く発動しているため、小さい面で触ると防衛反応も発動してしまいます。

よって、触れるときは、手のひらを大きくして広い面積で触ったり、手を握ったりすると効果的です。

■ コツ３：体の端から触る

３つ目は、「**体の端から触る**」です。

人間は、顔や体の中心により重要な器官が存在します。たとえば、顔には「目、耳、鼻、口」などの感覚器官があり、体の中心には「首、心臓、脊髄（せきずい）」などの器官が集中しています。よって、重要な器官を守るために顔や体の内側ほど過敏性が発動しやすく、腕の先（指先を除く）や足先などの中心から離れた部位ほど、過敏性は発動しにくくなります。

ゆっくり、広く、端から

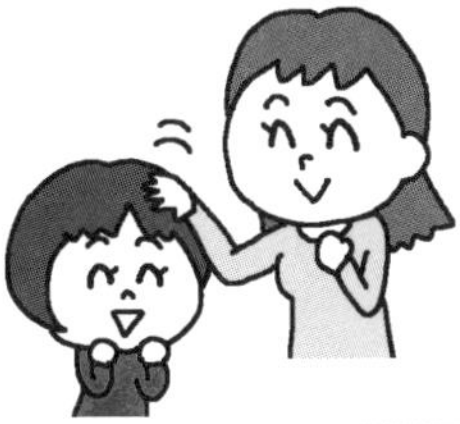

❶ ゆっくりなでる
→「快」の感情を感じやすい

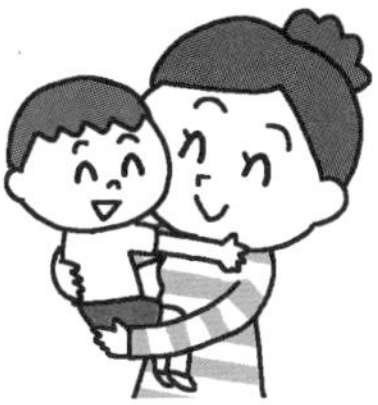

❷ 広い面積で触る
→ 過敏性が発動しにくい

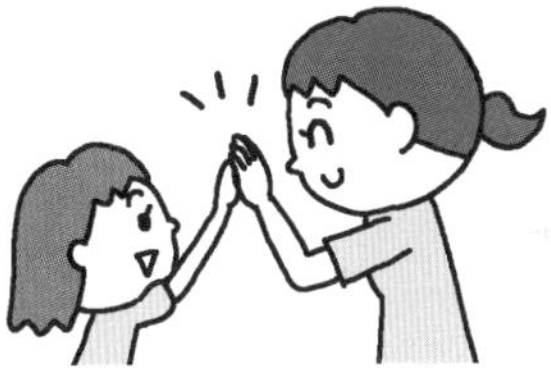

❸ 体の端から触る
→ 顔、体の中心は過敏性が強いので、それ以外の場所から始める

このように、体の端のほうが避けられることが少ないため、初期の関係性づくりのスキンシップでは、「体の端から触る」ことを意識するとよいでしょう。

以上、触覚過敏への支援でした。紹介したのは支援の一部であり、実際には子どもの実態によってさまざまな支援法になります。第3章では、具体的な事例をもとに支援方法を紹介していきます。

POINT!

- 触覚過敏のある子には、「自己選択させる」「自分で自分を触る」「好きなものを活用する」の３つのアプローチがあります
- スキンシップ支援には、「ゆっくりなでる」「広い面積で触る」「体の端から触る」の３つのコツがあります

感覚の多様性と行動への影響⑨

「固有感覚」の過敏性・低反応への支援

固有感覚を小さい頃からしっかり育てることは、将来のケガのリスクを減らすことにもつながります。

固有感覚の過敏性の特徴

重さを感じたりする固有感覚は、筋肉や関節のなかに存在します。そして、基本的に固有感覚の情報が多く流れると、身体の操作・動作性はスムーズになります。

一方で、防衛反応が発動していると、筋肉や関節が闘争・逃走反応に入るため緊張状態に入ります。

「特に何もない状態で緊張している」「姿勢がガチガチで座っている」「肩に力が入りすぎている」などのような様子があると、防衛反応に反応して、全身の筋肉も緊張状態にある可能性があります。

このような子には、好きな音楽やテレビを流しつつ、安心できる環境で、マッサージ・整体などを施して全身の筋肉をリラックスさせてあげると、体も心もラクになります。

固有感覚の低反応の特徴

固有感覚が低反応、あるいは未発達の子は、全身の筋肉・関節のやり取りが脳内でスムーズに統合されないため、「**体全体を使う運動（粗大運動）**」と「**指先を主に使う運動（微細運動）**」で困難が見られます。前述のように、発達性協調運動症（DCD＝Development Coordination Disorder）とも呼ばれます。

次ページ表で、生活のなかで見られる代表的な不器用さを、98ページ表で固有感覚の自己刺激行動についてまとめています。「自己刺激行動」は、固有感覚に刺激を入れるために「走る」「飛び降りる」「不自然な姿勢」「飛びはねる」などをすることをいいます。

固有感覚は身体全体の動きに関係するため、未発達の場合、日常生活から学校生活までさまざまな影響を及ぼします。

日常生活では、着替えがスムーズにできないと、子ども自身だけなく親御さんの労力も大きくなります。また、大人でもDCD（発達性協調運動症）を抱えている人はおり、子育て中にオムツが替えられないなど、その影響は子どものときだけではなく、生涯にわたってあります。

生活のなかで見られる粗大運動と微細運動の不器用さ

〈生活のなかで見られる粗大運動の不器用さ〉

- 飛んできたボールをキャッチできない
- 牛乳パックからコップに牛乳を注げずにこぼしてしまう
- 口・口腔運動が苦手で、滑舌がわるい
- 口・口腔運動が苦手で、食事中にあまり噛まないで飲み込む
- 授業中に正しい姿勢を保てず、崩れてしまう
- なわとびをリズムよくとべない
- 目の筋肉が適切に操作できず、本を読むのに時間がかかる

〈生活のなかで見られる微細運動の不器用さ〉

- 文字を書くとノートのマスからはみ出る
- 筆圧が強く鉛筆を折ってしまう
- 定規で適切に線を引けない
- コンパスで円を描くことができない
- ハサミ工作がうまくできない
- リコーダーで指がうまく動かない
- ボタンを止めることができない
- 靴ひもが結べない
- 針の糸通しができない

固有感覚の自己刺激行動には、以下のような様子が見られます。

固有感覚の未発達による自己刺激行動

- 机や椅子の上から飛び降りる
- 階段から飛び降りる
- 椅子に過度にもたれかかり、偏った姿勢で座る
- 移動時に走ってしまう
- 爪先立ちで歩く

固有感覚は全身の筋肉・関節に存在しているため、自己刺激行動もより大きな動きとなって現われます。

特に、飛び降りなど大人から見て危険な行動も多いです。保育園、幼稚園や学校では管理責任もありますので、**安全な環境で固有感覚を育てることが大切**です。そして、小さい頃から固有感覚をしっかり育てることは、将来のケガのリスクを減らすことにもつながります。

POINT!

- 固有感覚の過敏性の場合は、安心できる環境で全身の筋肉をリラックスさせると、体も心もラクになります
- 固有感覚が低反応、または未発達の場合は、粗大運動と微細運動の不器用さが生活のなかで見られます
- 固有感覚の未発達により、「机や椅子の上から飛び降りる」「階段から飛び降りる」などの「自己刺激行動」が見られます

感覚の多様性と行動への影響⑩

「前庭感覚」の過敏性・低反応への支援

前庭感覚が過敏であると心身が不安定になるため、前庭感覚を活用して発達を促すことが必要となります。

前庭感覚が低反応だと…

乳幼児期は、前庭感覚（バランス感覚）の発達を促すために自分から感覚刺激を求めて行動することが多いため、公園や自然のなかでの遊びを繰り返すことで成長していきます。

一方、前庭感覚が低反応の子は、ほかの子と同じように遊んでいても、発達が遅れてしまいます。周囲の子が落ち着いている場面でも、1人だけ感覚刺激を求めて走り回ったり、止まったりできない様子があります。

本来、感覚の育ちには個人差があり、その子のペースで発達できれば問題はありません。しかし、現実的に園や学校など集団行動が必要な場面に直面すると、叱られてしまうケースは多いです。

たとえば、前庭感覚の自己刺激行動には、以下のような行動が見られます。この場合は、周囲の理解を得るのと同時に、前庭感覚の発達を促していきます。

前庭感覚の自己刺激行動

- 両手を広げてクルクル回る
- 椅子を傾けて1本足の状態にする
- すべり台を逆走する
- 授業中に離席し、とんだりはねたり動き回る

前庭感覚を育てるアプローチ

以下で前庭感覚に過敏性・低反応などがある子への特性も踏まえながら、前庭感覚を育てる具体的なアプローチを紹介していきます。

❶ トランポリン

トランポリンは、前庭感覚へのアプローチのなかで最も有名な道具の1つです。

通常、日常の運動のなかで前庭感覚を発達させますが、低反応を抱える子は自分自身の運動能力の範囲内の運動では、前庭感覚刺激が弱くて発達が進みません。

一方、トランポリンは、その子自身の力を超える高さまでとんだりはねたりできるので、発達を促す効果が大きいとされています。

また、現場では低反応が強く、「トランポリン使ってもまだ刺激が足りない」という子どもも存在します。そのときは、支援者が両わきに手を入れて、**子どもがトランポリンではねるのに合わせて高くもち上げ、刺激の調節を行うことが有効**です。もちろん、本人の不安をチェックしたり、安全面を整えたりしたうえで行います。

トランポリンは、障害児への発達支援で使われる印象があり、学校現場では安全性の面からもなかなか採用されません。しかし現在では、オリンピックアスリートの練習メニューとしても採用されており、特別な道具ではなく、子どもを育てるためのツールとしてぜひさまざまな機会で採用していただければと思います。

❷ ボルスタースイング

ボルスタースイングは、体全体で乗る、大きなブランコに近い形をした道具です（102ページ参照）。揺れの刺激を感じると、人は姿勢を保とうと、骨格筋の筋緊張を発動して姿勢を保持します（前庭脊髄反射）。

しかし低反応の子は、「揺れを感じない → 筋緊張が発動しない」という状態になるので、姿勢の保持ができません。よって、前庭感覚刺激を

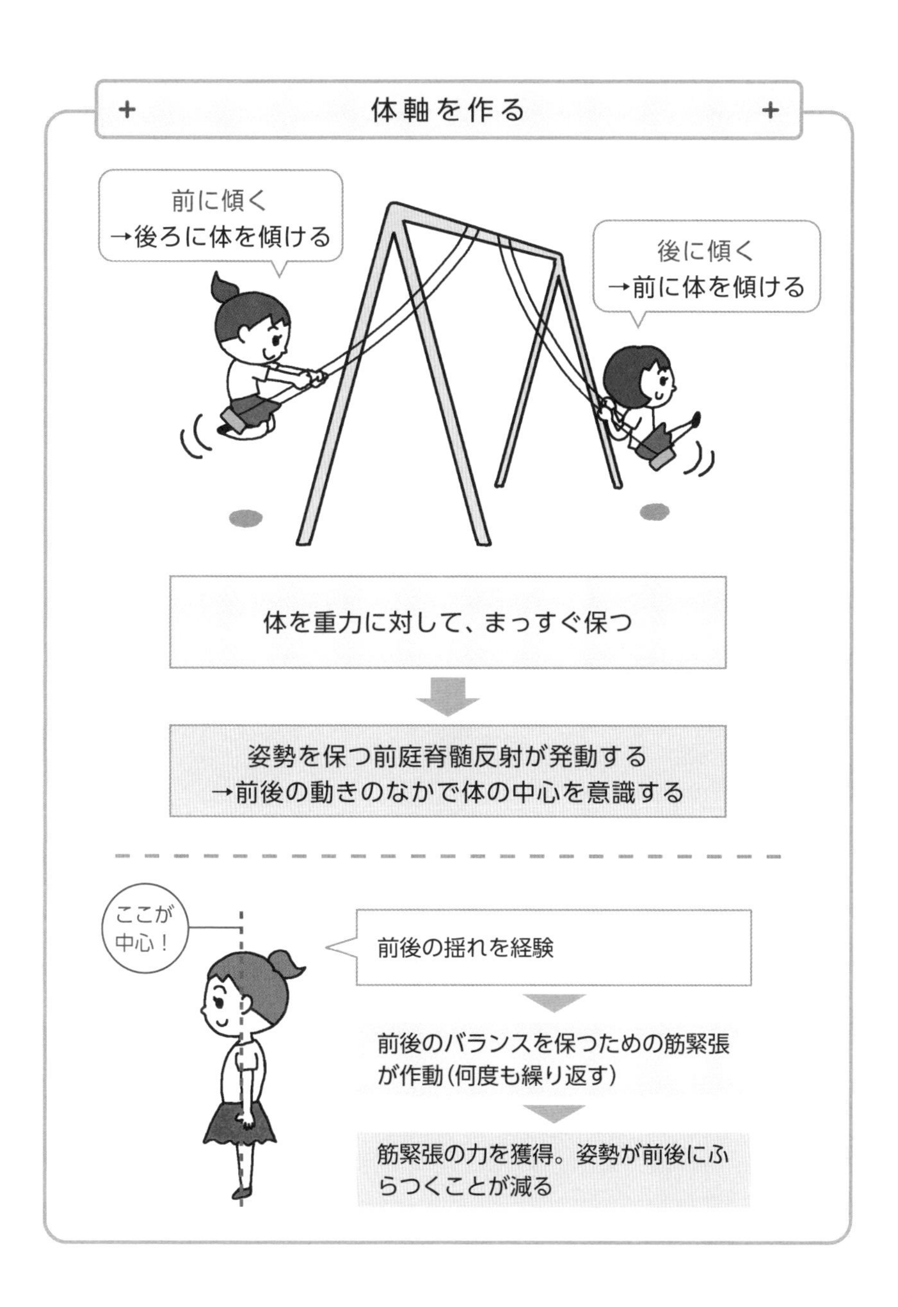

適切に経験して、骨格筋の筋緊張を発動させる必要があります。

上の図のブランコのイラストをご覧ください。ブランコを漕いでいると、

❷ボルスタースイング
ブランコとは異なり、左右の前庭感覚刺激を入れることができる
中心軸ができ、体幹(左右の脇腹周辺)の筋緊張が適切に働くようになる
姿勢が改善される

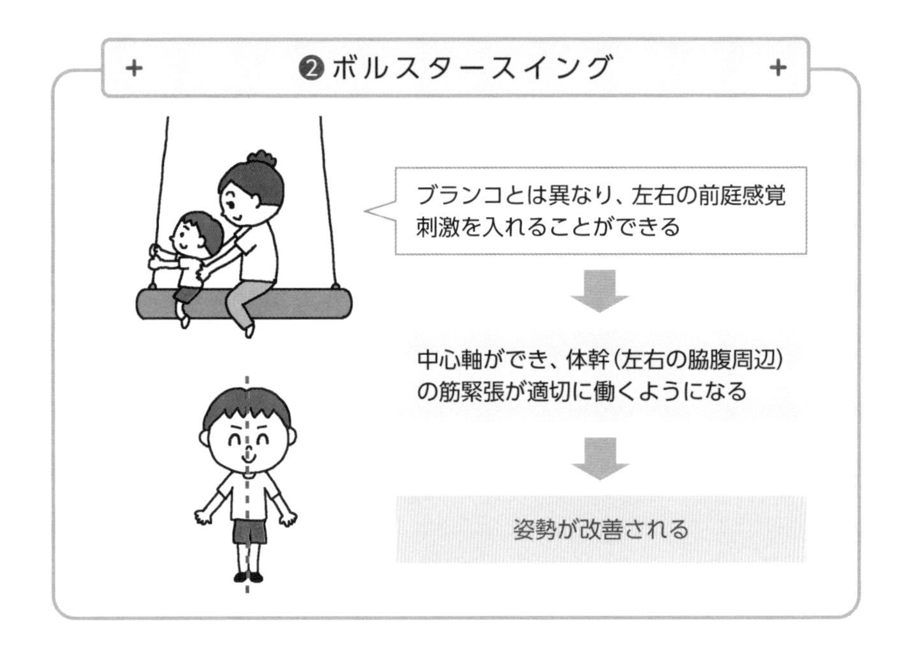

- 前に落ちそうになる（前に体が傾く）→ 後傾になる
- 後ろに落ちそうになる（体が後ろに傾く）→ 前傾になる

という2種類の動作を繰り返していることに気づきます。

これも重力に対して、まっすぐな姿勢を保とうとする前庭脊髄反射になります。これを繰り返していくと、「**揺れを感じる → 体幹・骨格筋の筋緊張が発動 → 姿勢を保つ**」という経験をするため、徐々に揺れを感じると姿勢を保つ力を獲得していきます。

ブランコは前後の揺れですが、ボルスタースイングは板にタテに乗って左右の揺れ刺激も脳に入力することができます。このときは、左右に揺れる体の中心が体軸（中心軸）となります。

このように、ブランコやボルスタースイングの活用で、前後左右に対する前庭脊髄反射を獲得するのでふらつくことが減っていきます。

また慣れてきたら、座った状態から立った状態で乗ることで、よりダ

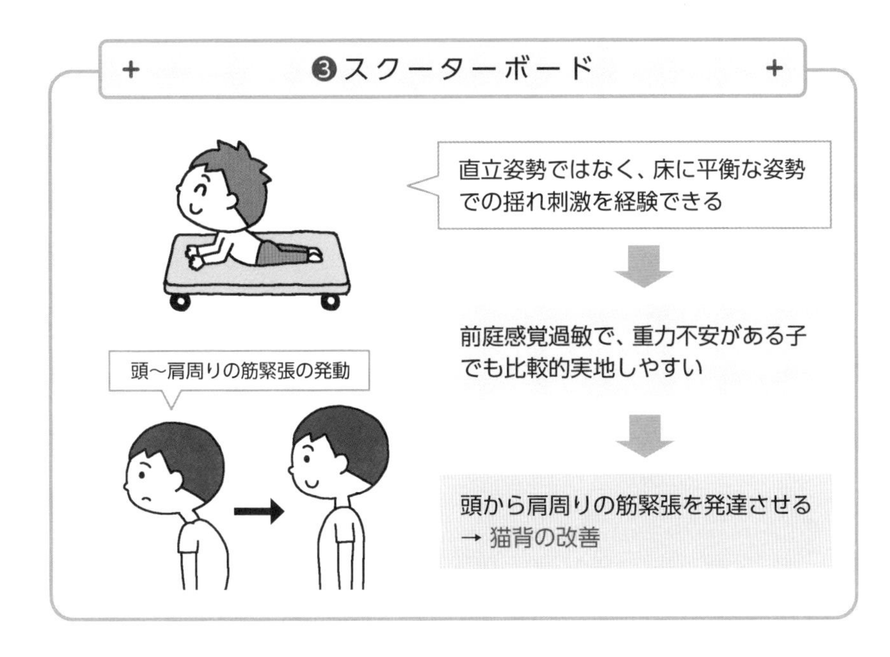

イナミックに体の中心軸を意識しながら、前庭脊髄反射を発動できます。ただし、前後に動くブランコと比べて、人間の体は左右への可動性は低いので、安全性を確かめながら行うことが大切です。

❸ スクーターボード

背中が丸まって、猫背の子にはどういうアプローチがあるでしょうか。通常、人間は重力にさらされているため、この重力に抵抗しなければ姿勢を保持できません。そして、姿勢を保持するためには2つの力が必要になります。

■ 姿勢を保つ２つの力

- うつ伏せから体を反(そ)る運動＝**抗重力進展活動**(こうじゅうりょくしんてん)
- 仰向けからお腹に向かって体を丸める運動＝**抗重力屈曲活動**(こうじゅうりょくくっきょく)

通常、前庭感覚で揺れの刺激を受けると、脳からの司令によりこの2

方向の力が適切に発動され、まっすぐの姿勢を保持します。猫背の人は、体を反る運動（抗重力進展活動）が脳からの指令に対して反応していないと考えられます。

このような子への支援に、「スクーターボード」があります。これは、ボードの上に寝そべって車輪で進む遊具であり、体を反る姿勢（抗重力進展活動）を取りながら前庭感覚の発達を促すことができます。

このため、椅子に座ったりしたときも、前庭感覚から体を反って姿勢を保持する司令が適切に届き、猫背が改善すると考えられています。

多様な揺れの経験を積む

上記では3種類のアプローチを紹介しましたが、揺れは重力に対して360度に傾きます。そこで、**全方位に対して揺れの経験を積むことも大切になります**。

たとえば、ブランコやボルスタースイング以外にも、タイヤブランコやフレキサースイング等、多様な角度から揺れの刺激を入力することが可能です。

また、座った状態より立ったほうがより刺激も大きくなり、それにともなって発動する体の筋緊張の割合も多くなります。子どもに合わせて、さまざまな道具を使い分けることが大切です。

前庭感覚過敏の特徴

前庭感覚を育てるアプローチを紹介しましたが、前庭感覚の過敏性があると、上記の方法ではうまく進まないケースが出ます。

前庭感覚には、次ページのバランス（二足歩行）を支える機能がありました。よって、前庭感覚に過敏があると、多様な反応が身体に合わられます。

多様な揺れの経験を積む

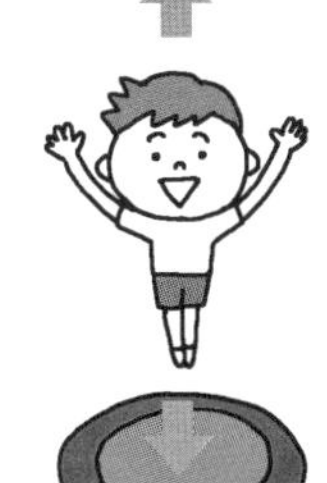

トランポリン
（上下の揺れ刺激）

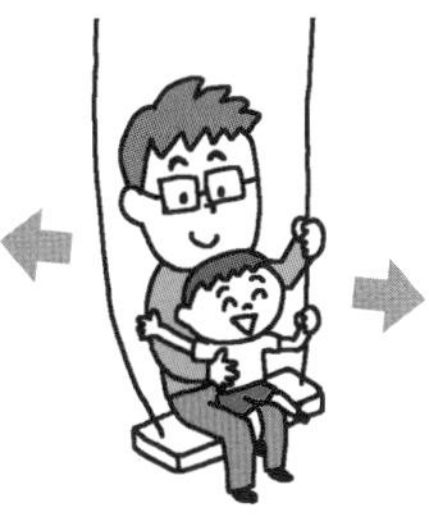

ブランコ
（前後の揺れ刺激）

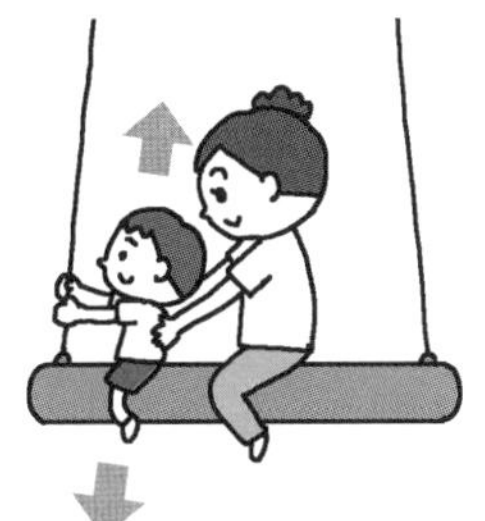

ボルスタースイング
（左右の揺れ刺激）

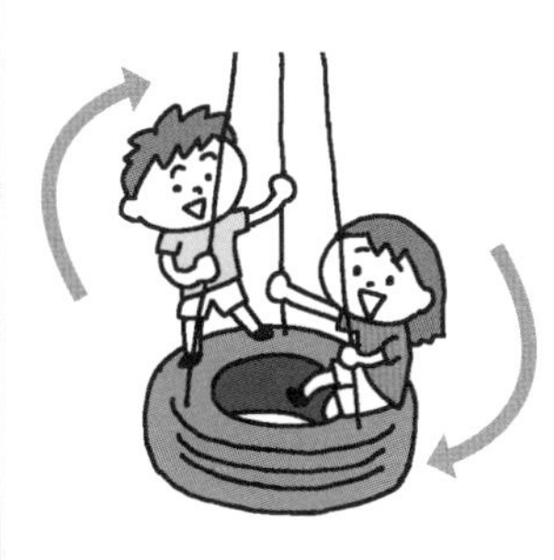

タイヤブランコ
（360 度の揺れ刺激）

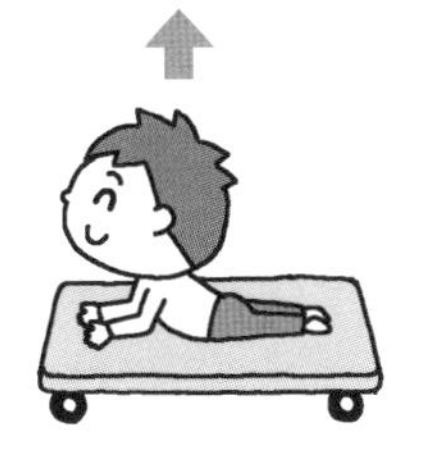

スクーターボード
（抗重力進展活動
＋揺れ刺激）

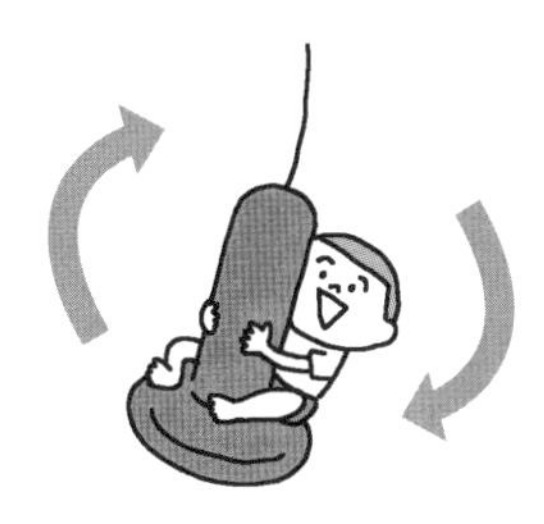

フレキサースイング
（360 度の揺れ刺激
＋抗重力屈曲活動）

前庭感覚の機能

①揺れを感じ取る（三半規管）
②骨格筋の筋緊張を発動させて、姿勢を保つ（立ち直り反応）
③揺れに合わせて、目の補正機能を発動する（前庭動眼反射）
④揺れをともなう運動による自律神経の調節（前庭自律神経反射）
⑤覚醒の調整（脳幹網様体）

１つ目は、**揺れをこわがる様子**が多くなります。揺れを感じ取りすぎてしまうので、当然ジェットコースターなど揺れが強い乗り物は避ける様子が見られます。また、ブランコ、トランポリン、平均台など、揺れの強い遊具も嫌がるようになります。別名「**重力不安**」、あるいは「**姿勢不安**」と呼ばれます。

前庭感覚過敏で活動性が高い子であれば、揺れの強い運動からは積極的に逃げ、活動性が低くて動くのが苦手な子であれば、泣いたり、かんしゃくを起こしたりして前庭感覚刺激を避けようとします。

２つ目は、**緊張して固まってしまう様子**があります。前庭感覚の過敏性は、前庭脊髄反射にもつながるため、姿勢を保つために、骨格筋の筋肉を過度に緊張させます。一見、姿勢はいいですが、体には過度に力が入っているので、疲れやすくなります。固有感覚の過敏性にもつながりますので、体の筋肉がかたくなったり、体の操作性は逆に低下したりしてしまいます。

3つ目は、**目の疲労**です。揺れを感じている間は、目の補正機能（前庭動眼反射）も発動していますが、揺れを過度に感じてしまうと、補正機能も過剰に発動します。視界の安定は進みますが、常に補正機能が強く発動しているため、目に負担がかかり、眼精疲労やめまいにつながります。

4つ目は、**情緒不安定**です。揺れの刺激は自律神経を整えます（前庭自律神経反射）が、過剰に刺激を入力してしまうと、自律神経のなかの交感神経と副交感神経を過度に刺激して血圧や発汗の調整ができなくなります。

特に血圧などが上がりやすいと気分もイライラしやすいため、情緒が不安定になり、対人関係のトラブルにもつながりやすくなります。

5つ目は、**覚醒の調節の困難**です。前庭感覚に刺激を受けると脳幹網様体に働きかけて覚醒が上がります。覚醒が上がると、頭がスッキリして集中力も上がります。前庭感覚が過敏だと覚醒も上がりやすくなりますが、高まりすぎると興奮した状態になり、落ち着きがなくなってしまいます。

4つ目の情緒不安と併せて、前庭感覚に過敏性があると気分のコントロールが難しくなるため、心身が疲れやすく対人トラブルなども増える傾向にあります。このように、前庭感覚に過敏性があると全身の機能に影響が出てしまうのです。

前庭感覚に過敏性があると…

①揺れの刺激を感じすぎてしまうため、揺れ刺激を避ける方向に動く
②覚醒が上がりやすくなり、興奮しやすくなる
③体が緊張したり、強ばりやすくなる
④目の補正機能が発動しすぎて、眼精疲労、めまいにつながる
⑤自律神経が活性化しやすくなり、血圧上昇、発汗が進みやすくなる

前庭感覚過敏（重力不安）への支援

前庭感覚過敏があると心身が不安定になります。よって、**前庭感覚を活用して発達を促すことが必要**となります。しかし、過敏性があると揺れる場所を避けてしまったり、そもそもの運動を拒否したりしてしまうケースも増えるので、発達を促すのが難しくなります。

2-8で、防衛反応を抑えながら触覚刺激を入れるアプローチを紹介しましたが、前庭感覚においても同様のアプローチが必要となります。

重力不安のある子に前庭感覚刺激を入れるためには、識別感覚を優位にする、または安心感のある環境で防衛反応を抑えながらアプローチする必要があります。

たとえば、ブランコは揺れの刺激が大きいので重力不安の子は1人で乗れないことが多いです。そこで、下記のように本人が安心できる環境を作ることで、重力不安の子も少しずつ乗れるようになります。

- 保護者や大好きな先生につかまって一緒に乗る
- すぐに足がつく小さいサイズのブランコに乗る
- 大きく、取手などにつかまって安定しているブランコに乗る
- ベットのマットレスなど面積が広い道具からスタートする

また、下記のように何か興味関心のあるものに集中させることで、識別感覚が優位になり、前庭感覚刺激・不安を軽減することができます。

どちらにしても、本人が不安を感じているケースでは実地できませんので、支援者からの働きかけが重要になります。

- ブランコの前で好きなテレビ番組を流す
- 大好きな音楽を流して、歌いながらブランコに乗る
- 乗ると好きなお菓子を食べられるなどご褒美を設定する

子どもの実態によって頻度や時間は変えますが、もし少しの揺れでも泣いてしまうレベルであれば、親御さんが抱っこするなど刺激が弱い活動からスタートしなければなりません。

一方、もともと前庭感覚を感じやすい体質ですので、一度安心だと理解すると、徐々に慣れて1回で経験できる揺れ刺激はどんどん増えていき、発達を促すことができます。

POINT!

- 前庭感覚の発達のアプローチには、ブランコやボルスタースイング、スクーターボードなどがあります
- ブランコやボルスタースイング以外にも、タイヤブランコやフレキサースイング等、多様な角度から揺れの刺激を入力することができます

第 3 章

ケース別 発達障害の子どもへの感覚統合支援

この章では、「多動な子」「姿勢がわるい子」「人見知りが強い子」「かんしゃくが多い子」「ノートを書くのが遅い子」などのケースをもとに、具体的な支援方法を解説していきます。

事例から考える大切さ～アセスメントの種類～

子どもの支援ではアセスメントが最も重要になり、さまざまな感覚統合のアセスメント方法があります。

アセスメントし、背景を読み取ったうえで支援を考える

第3章では、困り事を抱えた子どもの事例を紹介し、支援方法を考えていきます。個人情報もあるため実際の事例は扱えませんが、現場で働くなかで多く見られる場面を取り出して作成しました。

ケースを見たときに、まず「**自分ならどうアセスメント（子どもの背景の分析）して、どう支援するのか？**」をぜひ考えてみてください。

支援では、子どものアセスメントが最も重要です。なぜなら、支援方法はあくまでノウハウであり、目の前の子どもに適応できるかはわかりません。その前に、「その子の背景に何が隠れているのか？」をアセスメントすれば、支援方法は自然に決まるからです。

「トランポリンがいいらしい！」「スキンシップは大事！」など感覚統合を学ぶといろいろ試したくなります。しかし、目の前の子にその手立てが有効かはわかりません。もしかすると、前庭感覚は十分に発達しており、別の感覚の未発達が隠れているかもしれません。そうであれば、トランポリンをとばす時間がムダになってしまうこともあります。

支援をするうえでは、**まずアセスメントをしてその子の背景を読み取ってから支援方法を考えましょう**。

感覚統合のアセスメントの種類

感覚統合における代表的なアセスメント方法を以下で紹介します。

❶ JMAP（日本版ミラー幼児発達スクリーニング検査）

JMAP（Japanese Version of Miller Assessment for Preschoolers）は、

アメリカで開発された「ミラー幼児発達スクリーニング検査」の日本版です。日本感覚統合学会が編集しており、標準化もされています。

◎対象：2歳9か月～6歳2か月
◎検査時間：30～40分
◎検査者：専門家が実地

幼児の感覚と運動、協応性、言語、非言語（視知覚）、複合能力の5つの領域を評価します。診療報酬点数もついており、医療機関で実地可能です。

❷ JSI-R（日本感覚統合インベントリー）

JSI-R（Japanese Sensory Inventory Revised）は、発達障害（感覚調整障害）における「行動の出現頻度」を評定する質問用紙です。前庭感覚、固有感覚、視覚など感覚の発達に関連する行動を147つの項目にまとめて、チェックリストになっています。

◎対象：4～6歳
◎観察者：保護者が実地
◎入手：開発者の太田篤志先生のHPでダウンロードできる（無料）*

＊ JSI-R　http://jsi-assessment.info/jsi-r.html

大規模調査で標準化もされていますが、実地者は保護者であり、あくまで大まかな目安として使用することが推奨されています。

❸ 感覚プロファイル

発達障害、特に自閉スペクトラム症を抱える人は感覚の困難をもつことが多いため、感覚特性を客観的に把握するために作られた検査ツールです。原版はDr.Winnie Dunn、日本語版監修：辻井正次先生。

◎対象：3～82歳
◎実地時間：30分（短縮版10分）
◎実地方法：保護者・本人が回答、検査者が分析

感覚プロファイルには下記の3種類が存在し、感覚刺激への反応傾向を、低登録、感覚探求、感覚過敏、感覚回避の4タイプでとらえて把握することが可能です。

- SP（感覚プロファイル）＝保護者記入
- ITSP（乳幼児感覚プロファイル）＝保護者記入
- AASP（青年・成人感覚プロファイル）＝自己記入

❹ 感覚・動作アセスメント

小学校の担任の先生が、児童の感覚の状態について把握し、支援するために作られたWEBサービス。原案・監修は、長崎大学の岩永竜一郎先生*。

＊感覚・動作アセスメント　https://www.ledex.co.jp/products/spma1.php

◎実地方法：担任の先生がWEB上で児童の日常的な行動について回答
◎対象：小学校児童

質問に回答するとレーダーチャートでスコアが表示され、同時に支援方法も表示されるため、感覚統合に知見のない先生でも使用可能な設計となっています。

❺ JPAN感覚処理・行為機能検査

日本独自の感覚統合検査であり、検査項目の作成から、標準化まで日本で開発されました。

◎**対象：4〜10歳**
◎**検査者：専門家が対象**

下記の4領域を32の検査から構成されており、日本感覚統合学会にて、検査者講習を実地しています。

- 姿勢・平衡感覚の機能
- 体性感覚の機能
- 行為機能
- 視知覚・目と手の協調

❻ 行動観察

現場の支援者として**子どもの行動観察をすることは大切**です。感覚は人間の発達の土台であるため、いろいろな行動にその子の感覚の特徴を見ることができます。

そのなかで、感覚だけでなく必要に応じて検査が必要であれば行います。WISC-IV、WPPSI、WAISなどで認知能力を把握したり、学習能力をKABC-Ⅱなどで把握することも大切です。

次項より、実際の支援事例によって子どもの感覚の傾向をアセスメントし、どう支援していくのかを考えていきます。

読者のみなさんも、解説を読む前に「自分ならどう考えるのか？」をぜひ考えていただければと思います。

POINT!

- 子どもの支援方法は、アセスメントをし、その子の背景を読み取ってからを考えましょう
- 感覚統合のアセスメントにはさまざまな方法があります

事例から考える①

多動なAくんのケース

前庭感覚が未発達な状態、または低反応を抱えている可能性が考えられる子どもの事例を考えてみましょう。

事例

本人	・Aくん（年少、男の子、4歳4か月） ・1歳半検診にて指摘され、医療機関を受診 ・自閉スペクトラム症の診断あり
主訴	・家庭や保育園などで日常的にうろちょろして多動な様子が多い ・集団行動ができない（園の担任）
生活と行動の様子	・机上課題の時間は、机にのぼって飛び降りることを繰り返す（危険なので、別の教室に移動する） ・外遊びのときは、楽しそうに「あ～」と声を出しながら遊んでいる。また、両手を広げてクルクル回る様子がよく見られる ・夢中になっている行動を無理に止めると、「あぁ!!!」と大声を出して抵抗をする。そのため、先生は本人の意思を尊重しつつ、楽しそうな雰囲気を作って、別の活動に誘導している。どうしても誘導できないときは、先生が見ているなかで遊ぶ ・家庭では、扇風機のプロペラが回る様子をジーっと見ていることが多い ・園のすべり台が大好きでよく遊ぶ。たまに、ルールを破って逆からのぼって怒られてしまう ・工作の時間では、紙をちぎったり、粘土工作などシンプルな活動は取り組む。利き手が決まっていないのかハサミはまだ使えない
運動	・不器用で行動はゆっくり ・外で遊ぶことは好きで、おとなしくついていく ・大縄など周囲の子の様子を見て、真似をしてとんだりする
社会性	・発語は母音の喃語（なんご）（「あ～」「おぉ～」）の段階 ・先生が話しかけても、聞こえていないかのようにスルーされることが多い ・目の前に課題をもっていくと、一瞬興味を示すことがある。しかし、すぐに投げ出して、椅子や机にのぼって飛び降りたりする
学習	・クレヨンをもってなぞり書きをするが、はみ出し、縦にまっすぐの線を引けない

行動から感覚の発達段階を仮説立てする

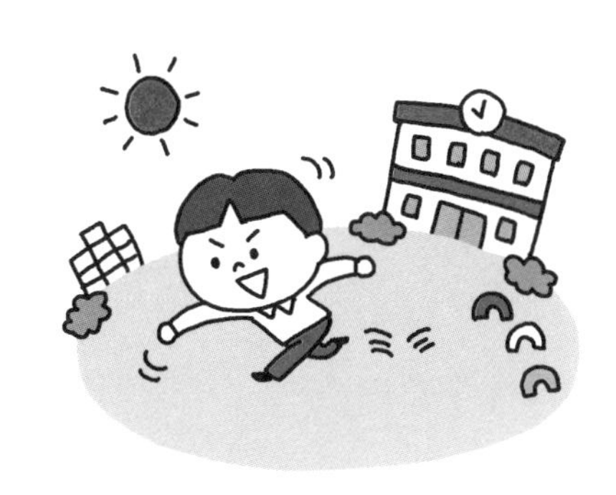

Aくんは年少の事例ですが、ASD（自閉スペクトラム症）の診断があり、対人関係に困難な様子が見られます。また、多動な様子が見られ、周囲に合わせた行動も苦手です。

本書の事例は架空のものではありますが、実際の現場でも同様の行動が見られる子どもを想定して作成しています。

解説に進む前に、みなさんがAくんの担当だと考え、感覚統合の考え方を活用して行動観察をしてみましょう。

どんな特性や身体の発達状態なのか、そしてどう支援プログラムを組んでいくのかは、実際に事例を通して知識を使ってみることで、実際の現場でも活用できるようになります。

自己刺激行動の読み取り

Aくんの特徴として、自己刺激行動が多いことが挙げられます。たとえば、

- **机など高い場所からの飛び降り（固有感覚刺激）**
- **その場でクルクル回る（前庭感覚刺激）**
- **すべり台を逆走する（前庭感覚刺激）**

などの行動です。**自己刺激行動は無意識の行動**ですので、すべり台の逆走などルールがあっても守ることが難しいと考えられます。このような行動からも前庭感覚の発達が遅れていることが見て取れます。

また、「扇風機を見ている」など、一見関係のない行動からも予想できることがあります。たとえば、メリーゴーランドや天井のファンなど回

転するものを見ると徐々に目が回ってしまう人がいます。

視覚と前庭感覚は、その情報を同時に脳内に入力・統合して感覚処理を行いますが、クルクル回っているものを見ていると、その過程で前庭感覚への揺れ刺激（めまい）が入力され、前庭感覚刺激を得ていると考えられています。

これらのことから、**Aくんは「固有感覚と前庭感覚」の発達が遅れている、あるいは低反応を抱えている可能性が考えられます**。

利き手の確立

前庭感覚・固有感覚の自己刺激行動が目立っていますが、そのほかの特徴として、**利き手の確立が遅れていること**があります。

利き手が確立するメカニズムはまだ不明な点も多いですが、感覚統合では「**両側統合**」、あるいは「**ラテラリティの確立**」と呼ばれます。

一般的に、生後半年ほどで前庭感覚の発達とともに体幹が発達し、中心軸が確立します。すると、起き上がって座った姿勢（座位）ができるようになります。

起き上がることで視界が広がり両手が自由になるため、体幹（中心軸）をひねることが可能になります。そして、体をひねって中心軸を超える動きを行うようになります。これを「**正中線交叉**（せいちゅうせんこうさ）」といいます。脳では、「左脳 → 右半身」「右脳 → 左半身」を主に司ります。

つまり、**正中線交叉を行うと、左右の脳が連動して働きはじめます**。そうして、体や脳の各部位の役割が明確になっていき、脳内で優位性（得意な脳機能）のあるほうが利き手として確立するといわれています。

Aくんはまだ「前庭感覚が未発達な状態」と考えられます。これは、

- **中心軸が十分に確立していない**
- **体をひねる正中線交叉がうまく行えない**
- **脳の役割分化が進んでいない**
- **利き手が確立していない**

という発達のつまずきがある可能性を示しています。

この場合、利き手が確立していないからといって、大人が無理に右手を利き手にしようと訓練しても意味はなく、子どもにとってはただの苦痛になります。

よって、**まずは前庭感覚の発達を促します**。これにより体幹の発達（前庭脊髄反射）が促され、Aくんは体をひねって自由に動かせる範囲が大きくなります。

そして、正中線を交叉する種々の運動も徐々に増やしていきます。その結果、脳の役割分化も進み、利き手が確立すると考えられます。

言葉の発達で重要な2つの要素

Aくんは喃語（なんご）しか出ておらずに発語が遅れている状態です。言葉が遅れるとコミュニケーションが取れないため、保護者・支援者ともに心情的に焦ってしまうことは多いです。しかし、無理矢理に言葉を言わせたり、読み聞かせをしたりしても、Aくんに目的意識がなければ意味がなく、負担をかけるだけになります。

言語の発達は複雑な要素が必要になりますが、特に「**人への興味**」「**左右の脳の連動**」という2つが重要になります。

まず、「人への興味」ですが、言葉はそもそも人と人がコミュニケーションを取るためのツールです。

- お母さんを呼びたい →「ママ！」と呼ぶ
- お父さんに抱っこしてほしい →「パパ！」と叫ぶ
- 両親が喜ぶ → 言葉を発する

このように、**主に両親への興味関心がモチベーションとなり、言葉を獲得していきます**。

一方、**ASD（自閉スペクトラム症）を抱える人は発語が遅れることが多い**といわれます。これは、「人への興味が低い」という生来の特性をも

利き手の確立

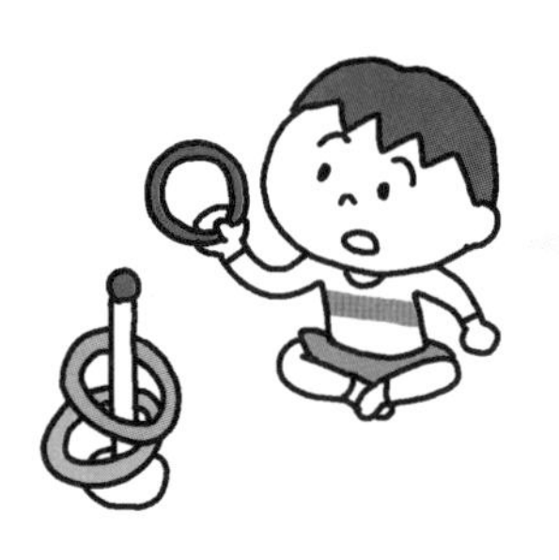

はじめは、右手は右側、左手は左側と同じ側にしか手が動かせない
（脳の役割が未分化）

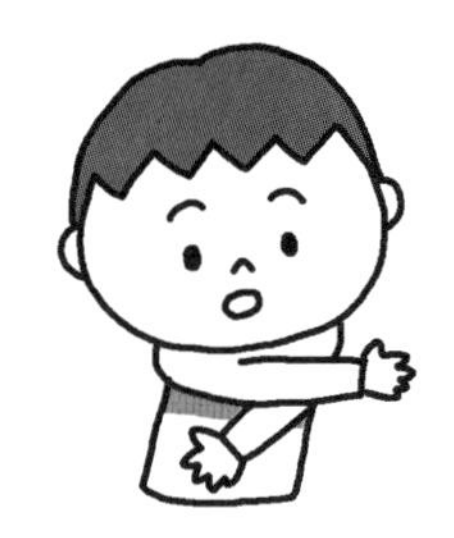

徐々に右手を左側、左手を右側に手を交叉できるようになる
（正中線交叉）

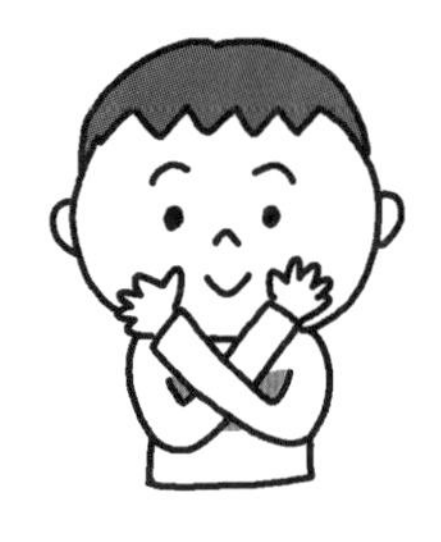

徐々に左右の脳の役割が決まる
→ 利き手が確立する

っているため、言葉を獲得するモチベーションが低いことが要因の1つといわれています。

2つ目は、「左右の脳の連動」です。言葉はただの音声ではなく、必ずイメージをともないます。

- 「ご飯が食べたい！」→脳内にはご飯のイメージ
- 「遊んでほしい！」→脳内には遊んでもらっているイメージ

何か明確なイメージがあるために、人はその思いを言葉に乗せて伝えます。つまり、言葉は脳の言語機能とイメージを司る視覚機能を連動させてはじめて使用することが可能になります。

多くの人は、身体の発達とともに左右の脳の連動が進み、言葉を発する土台が育ちます。そして、「人への興味」から言葉を積極的に使用することで、言語獲得が進みます。

しかし、AくんはASD（自閉スペクトラム症）をもっているため、**人への興味が低く、また言葉を獲得する土台が育っていないために発語が遅れている**と考えられます。

前庭感覚・固有感覚を育てるアプローチ

前庭感覚と固有感覚を育てるアプローチには、次ページ表のようなものがあります。このように発達の土台となっている前庭感覚を育てることで、徐々に発達が促されて困り感の解消につながると考えられます。

しかし、「人への興味の低さ」などの発達特性により育ちにくい箇所がありますので、工夫が必要になります。

正中線交叉の運動

体幹の発達にともない、座った姿勢（座位）や直立姿勢が安定するので、より可動範囲が広くなり、**正中線交叉をともなう運動量が増えていきます**。正中線交叉をともなう運動として、「ラジオ体操」など体を大きく動かすタイプの体操、ダンスは有効とされています。

しかしAくんのように発語がなく、対人コミュニケーションが難しい子の場合は、「先生のまねをして踊る」「音楽に合わせて体を動かす」などのアプローチは難しいかもしれません。

このような場合の支援の一例として、「**感覚刺激報酬**」を使うアプローチがあります。たとえば、Aくんは椅子の上に乗るなど不安定な場所を好みます。椅子の上は高さがあり、不安定なので前庭感覚刺激が入るためです。同時に、前庭感覚刺激を感じているときは頭が覚醒して集中力が高まります。

■前庭感覚と固有感覚を育てるアプローチ

道具を使ったアプローチ	・トランポリン ・ブランコ（タイヤブランコ） ・ボルスタースイング ・ハンモック、毛布ブランコ ・平均台、タイヤとび ・バランスボール、バランスディスク ・スクーターボード ・フレキサースイング ・すべり台 ・回転椅子 ・大縄、縄とび ・鉄棒、アスレチック、ジャングルジム
ふれあい遊び	・たかいたかい ・お馬さんごっこ ・飛行機ごっこ ・鬼ごっこ

その際、**風船などのキャッチボールに誘ってみます**。風船が飛んでくると、おそらくキャッチする、叩くなどのアクションをしたくなります。しかし、椅子の上は面積が狭いため、足を動かすことはできません。動かしたら落ちてしまいます。

そこで、体幹をひねって位置を調節して、風船に手を伸ばします。その結果、体幹をひねって正中線交叉の運動がたくさん行われるのです。少し複雑に思えたかもしれませんが、やることは、

①椅子を用意
②椅子に乗る
③風船をＡくんに投げて、やり取りをする

という3ステップです。もちろん、不安定な場所は当然、危険性をともないますので、職員の人はケガをしないよう注意する、必要であれば

床にマットなどを引いて行うことも重要です。

感覚刺激を報酬にする

- 台を用意する → 自己刺激行動でのぼりはじめる
- 台の上で風船遊び → 足が動かないので体幹をひねって遊ぶ

揺れをともなう運動は発達に重要なため、多くの子どもは大好きです。しかしケガのリスクもあるため、現代では公園から遊具などが撤去されています。そのため、子どもは発達に必要な刺激を適切に得られないまま、成長しているのが現状です。

もちろん、「ケガをしてほしくない」という思いは当然ですので、**安全に楽しく発達を促す場所を設定してあげることが大切**なのです。

発語を促すアプローチ

正中線交叉の運動経験を積むと、**言語発達に必要な土台が育ってきます**。その段階になると、**発語を促すためのアプローチ**を開始します。

一方、ASD（自閉スペクトラム症）の特性があると、人への興味の低さから発語への意欲がありません。そこで、先ほどの感覚刺激報酬を活用して、「発語をすると、感覚刺激を得られる」というアプローチも可能です。

たとえば、机の前に先生が立ちます。Aくんは当然、机にのぼりたがりますので、先生は言葉が書かれたカードをもって立ちます。

4歳段階の身体発達の場合、2～3文字の身近なものの単語であれば可能と思われますが、「マ行・バ行・パ行」などの破裂音のほうが実地しやすいかもしれません。

たとえば、「車の写真」「『ブーブー』と書かれたカード」を用意します。そして、

- **支援者が写真を指差して「ブーブー」と言う**
- **机にのぼる**
- **ジャンプして降りる**

という見本をAくんに見せます。このように、「ブーブーと呼ぶ」→「机からジャンプできる（感覚刺激が得られる）」という環境を設定することで、発語への意欲を引き出します。

感覚刺激そのものを報酬とする方法は、**年齢が低い（あるいは発達段階が低い）子どもにとっては、他の発達を促す有効な手段**になります。また現場では、たくさん遊んで自己刺激行動を満たしてあげることで、「この人と遊ぶことは楽しい」という人への興味を学習し、発語につながることもあります。

子どもの実態に合わせて、支援を工夫してみるとよいかと思います。

発語が難しいケースもある

注意点は、**意欲をもって活動しても発語が難しい場合もある**ということです。たとえば、「言語障害を抱えている」「脳の情報出力の段階でつまずいて発語ができない」などの子もいます。有名な方ですが、自閉症当事者の東田直樹さんなどのケースに当たります。

この場合は、発語を促しても難しいですので、**口を使わないコミュニケーション方法**を別で獲得していく必要があります。たとえば、

- **絵カードでの意思表出(PECS)**
- **文字盤での単語作成（RPM）**
- **手話（マカトン法）**
- **タブレットのフリック入力**
- **パソコンでのタイピング**

などのように、本人が可能な方法で意思表出の手段を身につけることで、対人コミュニケーションが可能になり、自立のためのスキルを獲得

していくことができます。

仮説立てをしてみよう

さて、上記のAくんの行動観察をもとに支援の流れを考えます。

まず、「前庭感覚」と「固有感覚」の発達の遅れが背後に存在する可能性をもとに、最初のアプローチを決めていきます。また、主訴ではない「発語の遅れ」や「利き手が確立していない」という点も心身の安定には重要です。

多動な子には「じっとしてほしい」という願いをもたれるがことが多いですが、自己刺激行動は意識的な制御が難しいため、むしろ**感覚遊びを積極的に行って発達を促すことが、結果的に落ち着いた行動を増やすためには大切**です。

発語やコミュニケーションの量が増え、友達と一緒に運動遊びに参加できるようになれば、**結果的に自己刺激行動の時間が減り、周囲に合わせた行動をする時間が増えていきます**。

このように、発達の見通しを立てることで、支援者と親御さんで協力して取り組むことが可能になります。

人は感覚の育ちを土台として、**複数の感覚を同時に使う（感覚の統合）ことで、新しいスキルを獲得して脳と体を発達させていきます**。

Aくんは、感覚の育ちにくさや生来の身体により、発達の積み上げが難しかったケースです。しかし、行動面から感覚発達の段階やスキルの獲得段階を読み取ることで、支援方法を考えることができます。

紹介したのはあくまで一例ですが、行動観察から発達段階を読み取り、仮説立てをして支援方法を考える。実践してみてズレがあれば修正し、支援方法を改善する。支援はこの繰り返しです。

ぜひ次の事例からも、その子の行動から背景を読み取り、支援を考える練習をしてみてください。

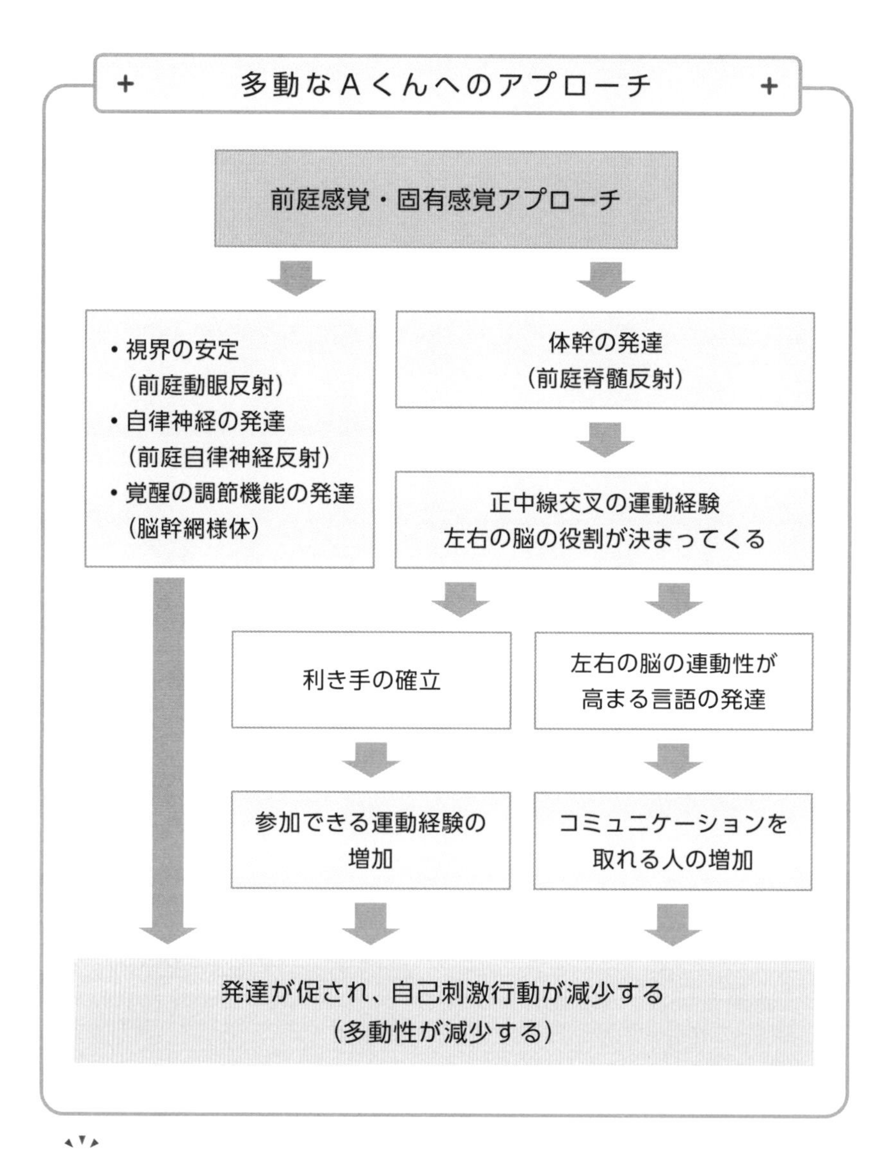

POINT!

- 多動な子には、感覚遊びを積極的に行って発達を促すことが、落ち着いた行動を増やすためには重要です
- 正中線交叉の運動経験を積むと、言語発達に必要な土台が育つため、その段階で発語を促すアプローチを行います

事例から考える②

姿勢がわるいBくんのケース

体の筋緊張が発動しにくく、姿勢を保持できない子どもの事例を考えてみましょう。

事例

本人	・Bくん(年中、男の子、4歳10か月)
主訴	・姿勢がわるく、いつも体がくねくねしている ・もっと元気よくなってほしい
生活と行動の様子	・園では席に着くと、いつも机に突っ伏している。また、よく椅子から落ちたり、崩れた姿勢で寝ていたりする ・家ではソファでゴロゴロしながらテレビを見ていることが多い ・赤ちゃんの頃は首がすわるのが遅かった。抱っこをしても、体に力が入ってない様子が多かった ・園の掃除の時間に、「重くて運べない」「疲れた」とすぐにサボろうとする ・不安なのか自己肯定感が低く、やる前からあきらめる様子が見られる ・寝起きにかんしゃくを起こしてしまうことがある
運動	・運動は苦手で鉄棒にぶら下がることができない ・ジャングルジムは楽しそうに遊ぶか、頭を打って泣いてしまうことがよくある ・片足立ちが苦手
社会性	・友達に遊びに誘われて最初は一緒に遊んでいるが、「もういいや」と言って徐々にフェードアウトしていく
学習	・なぞり書きでひらがなを練習中 ・文字は書けるが筆圧が弱い ・集中力が続かないため、量を取り組むことが難しい

姿勢のわるさが与えるイメージ

Bくんのように、姿勢が崩れていることは何もわるいことではありません。しかし、外から見て、姿勢がわるい子に対して

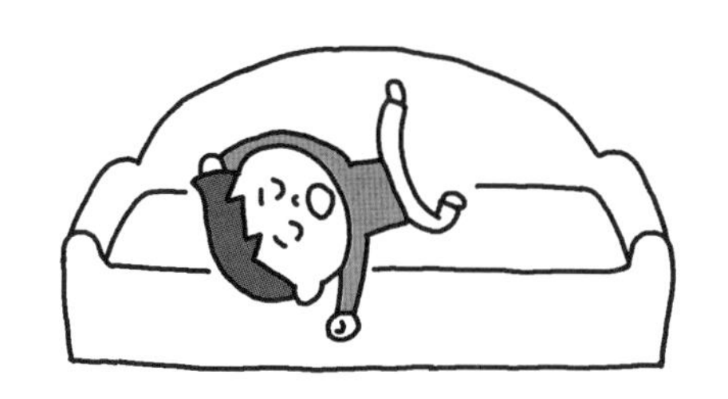

- やる気がない
- だらしがない
- 性格がよくないんじゃないか？

と、性格まで否定されてしまうことは残念ながらよくあります。またBくんのように、姿勢のわるさを見て「やる気がない」と見られてしまう事例は現場でも多いです。

ぜひBくんの事例から、「やる気がない」という気持ちの要因の背景と支援も考えてほしいと思います。

バランスを取ることが姿勢の保持に必要

友達と遊ぶ、掃除をする、散歩する、読書をする、テレビを見る、文字を書く。このような日常的に行っている活動は、すべて体を使って行われます。当たり前のように感じますが、姿勢を保つことができなければ、すべての活動は困難になります。

姿勢を保つために必要なことは、バランスを取ることです。前庭感覚で揺れを感じると、体幹を含めた骨格筋の筋肉が適切に作動して姿勢を保持することができます（前庭脊髄反射）。

たとえば、生後間もない赤ちゃんは、体を起こしても首がダランと落ちてしまう、いわゆる「首がすわっていない状態」になります。

一方で、生後3か月ほどで体が発達し、体を起こすと首も落ちること

なくついてきます。いわゆる「首がすわっている状態」です。

このように発達をするなかで、徐々に不安定な姿勢になっても筋緊張が発動し、姿勢を保持する力を人間は獲得していきます。

これは直接筋肉を鍛えても獲得することはできず、**前庭感覚刺激と一緒に姿勢を保つ経験を積むことで発達していきます。**

体のゴムが伸びている状態

Bくんのように、

- 体の体幹が発達せずに姿勢の保持が難しい
- 体の筋肉に力が入っていない
- グニャグニャしている

などと表現される状態の乳幼児は一定数存在し、ASD（自閉スペクトラム症）を抱える子どもに多いともいわれます。

これは、前庭感覚の刺激を受けて骨格筋の筋緊張が適切に発達しておらず、前庭感覚と固有感覚が連動していない状態です。

この状態は、関節が動く人形を想像するとわかりやすいです。人形は関節同士がゴム連動しているので胴体も手足も伸びたまま形を保っています。しかしゴムが伸びてゆるい状態だと、重力に負けて手足がダランと垂れて、胴体も地面に向かって曲がってしまうと思います。

人間も同様で、**筋緊張が作動しないと体が重力に負けて姿勢を保てなくなります**（重力に逆らって姿勢を保つことを別名「**抗**（こう）**重力活動**」と呼びます。そのなかでも、体を反る運動を「**抗重力活動伸展**（しんてん）**活動**」、体をかがめる運動を「**抗重力屈曲**（くっきょく）**活動**」といいます）。

筋緊張が発動せず、体がグニャグニャ

- 通常は、姿勢を保持する筋緊張が発動して姿勢が取れる
- 前庭脊髄反射が発動しない → 筋緊張が発動せず筋肉が伸びっぱなし

Ｂくんの状態として、筋緊張が発動していない（前庭感覚と固有感覚が連動していない）ため、体のゴムが伸びていると考えられます。そこで、「前庭感覚・固有感覚のアプローチ」が必要となります。

抗重力活動が有効

前庭感覚のアプローチは、Ａくんの事例でも紹介しました。また、姿勢を保つためには、「ボルスタースイング」「スクーターボード」「フレキサースイング」などの重力に抵抗する姿勢を取る**抗重力活動が有効**だと考えられます。

すると、徐々に骨格筋の筋緊張が鍛えられて、姿勢を保持できる時間が長くなっていきます。

やる気や自己肯定感にもつながる

上記のようなアプローチをすると別の効果もあります。Ｂくんは体の筋緊張が発動しにくいため、

- **「遊びたい！」と思っても体がうまく動かない**
- **「もっと続けたい」と思っても体が疲れて続かない**
- **頭の覚醒が高まらず、「やりたい！」より「疲れた！ 眠い！」が優先される**

など自分の意思に対して体が動かず、集中力も続きません。

この状態では、やりたいと思ってもできないことが増えるので活動に対するモチベーションが低下していきます。あるいは、「どうせできな

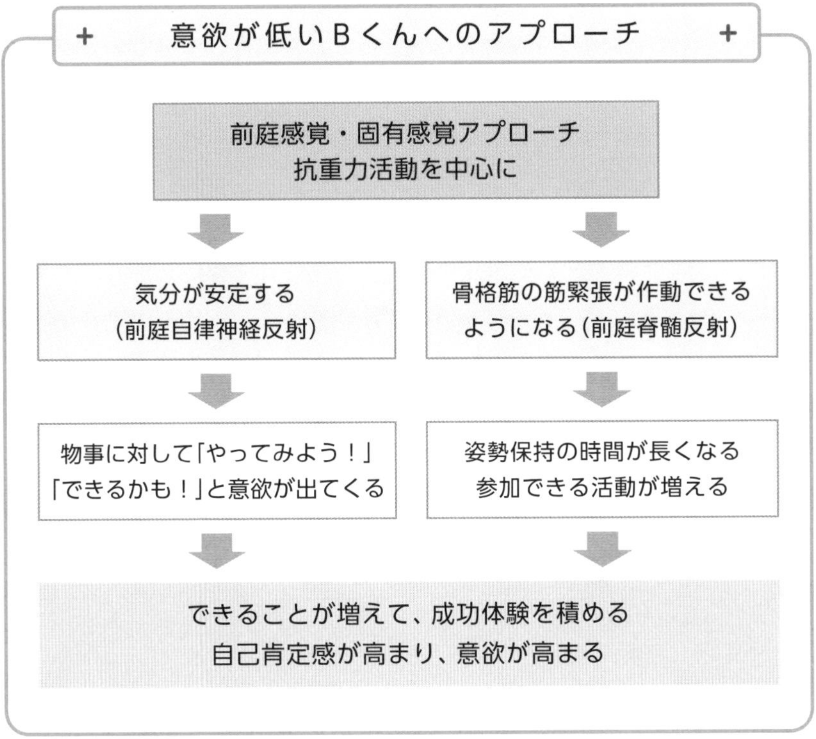

意欲が低いBくんへのアプローチ

前庭感覚・固有感覚アプローチ 抗重力活動を中心に	
↓	↓
気分が安定する （前庭自律神経反射）	骨格筋の筋緊張が作動できるようになる（前庭脊髄反射）
↓	↓
物事に対して「やってみよう！」「できるかも！」と意欲が出てくる	姿勢保持の時間が長くなる 参加できる活動が増える
↓	↓

できることが増えて、成功体験を積める
自己肯定感が高まり、意欲が高まる

いよ…」と自己肯定感の低下にもつながります。

周囲から見れば「やる気がない」という状態ですが、Bくんは本人のなかで必死に適応した結果が現在の状態です。よって、意欲にアプローチをしても、「姿勢が保持できない」という段階でつまずいていますので効果は低いといえます。

Bくんの支援方針

この困り感を改善するには、**姿勢を保持するための前庭感覚アプローチ（抗重力活動をメイン）から行います**。そして体の発達にともない、できることや成功体験を増やし、本来もっている「やりたい！」という意欲に見合った身体機能を高めていきます。

身体と心の問題は別に扱われることが多いですが、本来はつながっているものです。**身体が発達すればできることが増え、できることが増えると自信や自己肯定感となり、新しいことに挑戦する意欲が育ちます。**

そして、意欲の高まりが身体機能を高め、新しいスキルを獲得して成長していく。人間の成長はこの繰り返しです。

極端な話ですが、プロのスポーツ選手は高い身体機能をもって生まれているケースが多く、それゆえに成功体験も多く、向上心や意欲が高まりやすいといえます。また、就職活動の新卒採用で体育会系の人材が好まれるのも、運動を通して体力・意欲が高い人材だからです。

しかし、発達障害を抱える子は、その特性から「できない」という事実に直面することが非常に多く、それゆえに自己肯定感が下がりやすくなります。心と体は表裏一体という事実をもとに支援を考えていくとよいでしょう。

POINT!

- 体を発達させてできることや成功体験を増やし、「やりたい！」という本来もっている意欲に見合う身体機能を高めていきます
- 身体が発達してできることが増えると、自信や自己肯定感となって新しいことにチャレンジする意欲が育ちます

事例から考える③

人見知りが強いCさんのケース

母子分離不安があって、人見知りの子どもの事例を考えてみましょう。

事例

本人	・Cさん（年長、女の子、5歳5か月） ・ASD（自閉スペクトラム症）の診断あり
主訴	・人見知りが強く、登園するときに母から離れることができずに大泣きしてしまう（母子分離不安）
生活と行動の様子	・爪かみ、指しゃぶりがある ・大好きなすみっコぐらしのぬいぐるみを常にもっている ・マフラーや手袋をしたがらないなど、服にこだわりがある ・水遊びで濡れたりすることを嫌がる、砂場遊びも「汚い！」と言って参加しない。家でもお風呂に入ることは苦手な様子 ・食事のときに「ばっか食べ」をする（「三角食べ」を拒否する） ・金属製のスプーンが苦手 ・歯磨きや耳掃除を嫌がる ・運動会ではピストルの音が嫌で参加を拒否した
運動	・休み時間は、先生の側から離れない ・先生と一緒ならすべり台や遊具にのぼって遊べる ・大縄ではタイミングよく飛ぶことができる ・園のお庭を歩いたり、散歩に出て歩くのは好き ・背は高く体幹もしっかりしている（背の順で一番後ろ）
社会性	・声が大きいクラスメイトがいると逃げてしまう ・積極的に友達に関わっていくことはないが、やさしく話しかけてくれる女の子の友達と話すことができる ・年下の年少の子にはやさしく話しかけることができた
学習	・筆圧は弱いが、マスのなかにひらがなやカタカナを書くことができる ・点つなぎやなぞり書きも静かに取り組めるが、周囲が騒がしいと手が止まって動かなくなってしまう

母子分離不安の子

「人見知り」は発達段階のなかで重要な現象です。乳幼児期に養育者（多くの場合は両親）と関わるなかで、「この人は信頼できる！」と強い信頼関係を構築していきます（前述のように、このときの養育者は一般的に「安全基地」といわれます）。

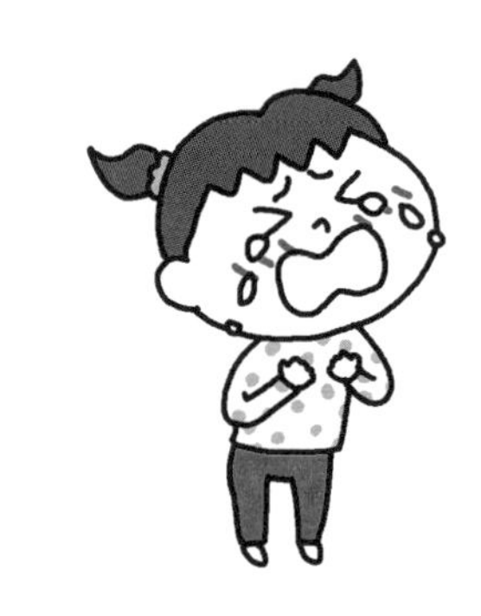

養育者が安全基地になると、**「養育者＝安全基地」「それ以外の人＝安全かどうか不明」**という事実に気づき、人見知りがはじまります。情緒を発達（＝社会性の発達）させる段階で人見知りが起こりますので、順調に成長している証にもなります。

一方、ASD（自閉スペクトラム症）を抱える子どもは、**対人関係の興味の低さから人見知りが出ないことがあります**。あるいはADHD（注意欠如・多動症）を抱える子も、多動性・衝動性という特性から**知らない人でも積極的に話しかけるため、人見知りが少なく見えることがあります**。乳幼児検診などでも人見知りの有無は確認事項となっており、それだけ「人見知り」という現象は大切なのです。

今回のCさんのケースでは、この人見知りが強く出ている状態です。どのような背景があるのか、ぜひ考えてみてください。

行動観察をするときに

Cさんの行動の特徴として、

- 服へのこだわりがある
- 食べ物の好き嫌いがある
- 歯磨きや耳掃除を嫌がる

など「**触覚過敏性**」の行動が多く見られます。

行動を観察するときに、1つの行動から「触覚過敏だ！」「自閉症だ！」と予想することは過度な思い込みにもつながるため、避けたほうがよいでしょう。しかし、同じ傾向の行動が複数見られる場合は、その子自身がもっている特性である可能性が高くなります。

また、**特性と思われる行動が家庭や公園など2つ以上の場所で見られると、さらに可能性が高くなります。**

発達障害の診断基準にもありますが、脳の特性は本人の意思ではコントロールが難しいため、場所に関係なく特性が現われます。しかし、「あの人の前だけ、その場所だけ」など特定の場面でのみ行動するときは、特性ではなくその他の要因である可能性が上がります。

このように、行動を観察する際は多面的に考えることが必要です。

触覚過敏 - 対人不安

触覚過敏を抱える子を見たときに、同時に考慮すべきことは「**対人不安**」です。第2章でも紹介しましたが、過敏性は「危険な状況におかれて、感覚が研ぎ澄まされている」という**防衛反応（闘争・逃走反応）が強く出ている状態**です。特に、ASD（自閉スペクトラム症）の子は、感覚過敏（防衛反応）をもつ子が多いです。

このため、ASD（自閉スペクトラム症）を抱える子は、友達と関わろうとしても、

- **安心・安全だと感じられない**
- **無意識に避けてしまう**
- **個室、部屋のすみなど人がいない場所に閉じこもる**

などの**対人不安の行動をもつケースが多い**です。実際に、自閉スペクトラム症を抱える大人の約6割に不安障害があるといわれています。

「対人関係が苦手な人に人づき合いの強制はよくない」という意見は

正論ですし、人権的にも強制させるべきではありません。しかし、人間の基本的な発達段階を考えると、**対人関係は人間の社会性・情緒・言語などの各種発達を促す要素**でもあります。

また、Cさんのように過敏性のある子は対人不安の症状もあり、対人関係の経験を積めずに発達が遅れることがあります。よって、本人の負担にならない範囲で、対人関係を広げるアプローチは大切です。

このように、触覚過敏の子を見たときに、ただ「触れないものがある」という困り事であれば支援は明確ですが、同時に発生しやすい「対人不安」のアセスメントを行うことが、発達を促すうえで必要なアプローチになります。

行動面からの見立て ～触覚過敏～

上記の内容を踏まえて、Cさんの行動から仮説を立てます。

- マフラーや手袋をしたがらないなど、服にこだわりがある
- 歯磨きや耳掃除を嫌がる
- 食事のときに「ばっか食べ」をする（「三角食べ」を拒否する）
- 金属製のスプーンが苦手

などの行動は、触覚過敏（触覚防衛反応）をもつ子に多いと考えられます。偏食エピソードもありますが、触覚過敏は口のなかの触覚にも作用するため、特定の食感に苦手さをもつケースが増えます。

特に、2つ以上の食材が混ざった食感に苦手さを抱える事例が現場ではよく見られます。たとえばコロッケなど、外のサクサク部分となかのホクホク部分が口のなかで混ざると、違和感に耐えられずに拒否したり吐いたりしてしまう子がいます。さらにキャベツなども混ざると3つ以上になり、余計に食べられなくなります。

「三角食べ」は、昔は健康にいい習慣といわれて家庭でよく指導されました。しかし、三角食べは複数の食感が混ざってしまうため、触覚過敏のある子には難しい食べ方かもしれません。よって、食事の際はむしろ

食材を分けて「ばっか食べ」をすすめることで、安心して食べられることが予想されます。

また、触覚のなかの1つである「**温冷感覚**」に過敏性があると、金属スプーンなどの冷たい感覚が強い食器を嫌がる子もいます。そのため、温冷感覚の過敏性も有していることが伺えます。

このように、食事の様子からも感覚の状態をある程度アセスメントすることができます。

行動面からの見立て ～聴覚過敏・愛着障害～

ほかにも、「声の大きいクラスメイトがいると逃げてしまう」「運動会ではピストルの音が嫌で参加を拒否した」など**聴覚過敏（聴覚防衛反応）**の行動も見られます。触覚に防衛反応が出ているため、同様に別の感覚にも過敏性が出ることは多くあります。

そのほかに、「母子分離不安がある」「爪かみ、指しゃぶりがある」「大好きなぬいぐるみを常にもっている」という行動からも**愛着が形成しきれていない様子がわかります**。

前述の通り、これを一般的な名称では「愛着障害」と呼ばれます。愛着障害は、昔は虐待家庭で発症するといわれていましたが、近年では

- **触覚過敏があるため、親子のスキンシップが不足する**
- **ASD（自閉スペクトラム症）の特性のため、養育者との情緒的な交流が困難**
- **ADHD（注意欠如・多動症）の多動性のため、親がうまく対応できない**

など親の愛情の問題ではなく、発達障害の特性を原因として発症するケースも知られてきました。これは身体特性によるものなので、親御さんに責任はありません。

定型発達の子は、多くの場合スキンシップは快の体験になるため、親

御さんとのスキンシップで愛情を感じて愛着を形成（安全基地）していきます。しかし、Cさんには触覚過敏があり、親御さんからのスキンシップで「快」の経験を得にくい体質であることが予想されます。

また、爪かみや指しゃぶりは、愛着形成が遅れている子や不安性が強い子に多く見られる行動です。指先と口のなかの触覚は、人体でも触覚の神経細胞が多い器官です。触覚過敏は自分で自分の体を触ることでは発動しないため、**爪かみや指しゃぶりは、安心感を得やすい行動**になります。よって、触覚過敏から愛着の形成が遅れていることが伺えます。

行動面からの見立て ～前庭感覚・固有感覚～

防衛反応が出ている様子が多いCさんですが、先生から離れられないという不安を感じている様子が見られます。

しかし、「先生と一緒ならすべり台や遊具にのぼって遊べる」「大縄ではタイミングよく飛ぶことができる」など、先生と一緒であれば遊べることから、**前庭感覚・固有感覚の感覚刺激を求めて運動をすること自体は好きな可能性があります**。ほかにも、学習の様子から筆圧の弱さ、微細運動の発達の遅れが見られます。

このように、運動発達そのものは大きくは遅れていませんが、**粗大運動と微細運動の経験を積み、前庭感覚・固有感覚の発達を促すことが必要になる**と思われます。

Cさんへの支援 ～触覚アプローチ～

上記のアセスメントをもとに、支援方法を考えます。

まず重要なのは、**触覚アプローチ**です。現在は、触覚過敏（触覚防衛反応）による対人不安が「園に安心して入れない」「声の大きい子から逃げてしまう」といった母子分離不安を発生させ、社会性の発達を阻害する要因となっています。

また、不安が大きく積極的に運動できないことも、前庭感覚・固有感覚の発達の阻害要因であることが考えられます。

そこで最初は、「砂場遊び」「スキンシップ遊び」「木のぼり」「粘土遊び」「ボールプール」などの**触覚アプローチを中心に行い、同時に対人不安の軽減を目指します**。

このときに、第2章で紹介した①自己選択させる、②自分で自分を触る、③好きなものを活用するという**「防衛反応を抑える3つのアプローチ」を行い、識別感覚を優位にして触覚刺激を適切に入力していきます**。

たとえば、Cさんは先生と一緒であればお散歩ができるので、一緒に触覚遊びもできるかもしれません。あるいは、個室で先生と1対1でスキンシップ遊びをする時間を確保することで、防衛反応を抑えながら触覚経験を積めるかもしれません。

ほかには、すみっコぐらしのぬいぐるみを常にもっていることから、ぬいぐるみを一時的な安全基地としていることが予想されます。その子自身がぬいぐるみを愛着対象としていれば、おもちゃでも安全基地にすることが可能だからです。

そこで、すみっコぐらしのぬいぐるみをビニールプールに入れて、ボールプールならぬ「ぬいぐるみプール」を作って遊んでもいいかもしれません。また、ぬいぐるみプールのなかで、他のすみっコぐらしが好きな友達と一緒に遊ぶことで、防衛反応を抑えながら友達とのスキンシップ経験を積んで友達との間に愛着を形成し、安全基地になってくれるかもしれません。

上記のようなアプローチは一例ですが、子どもと環境の実態に合わせて考えていきます。

園のなかに安全基地を作る

このような、触覚アプローチを行うことで、園のなかに「**安心できる先生・友達**」、あるいは「**安心できる場所・もの**」を増やしていきます。すると、園自体に安心感を得やすくなりますので、相乗効果で参加できる活動が増えていきます。

園で十分に安全基地が形成されると、両親が離れるときの不安も軽減

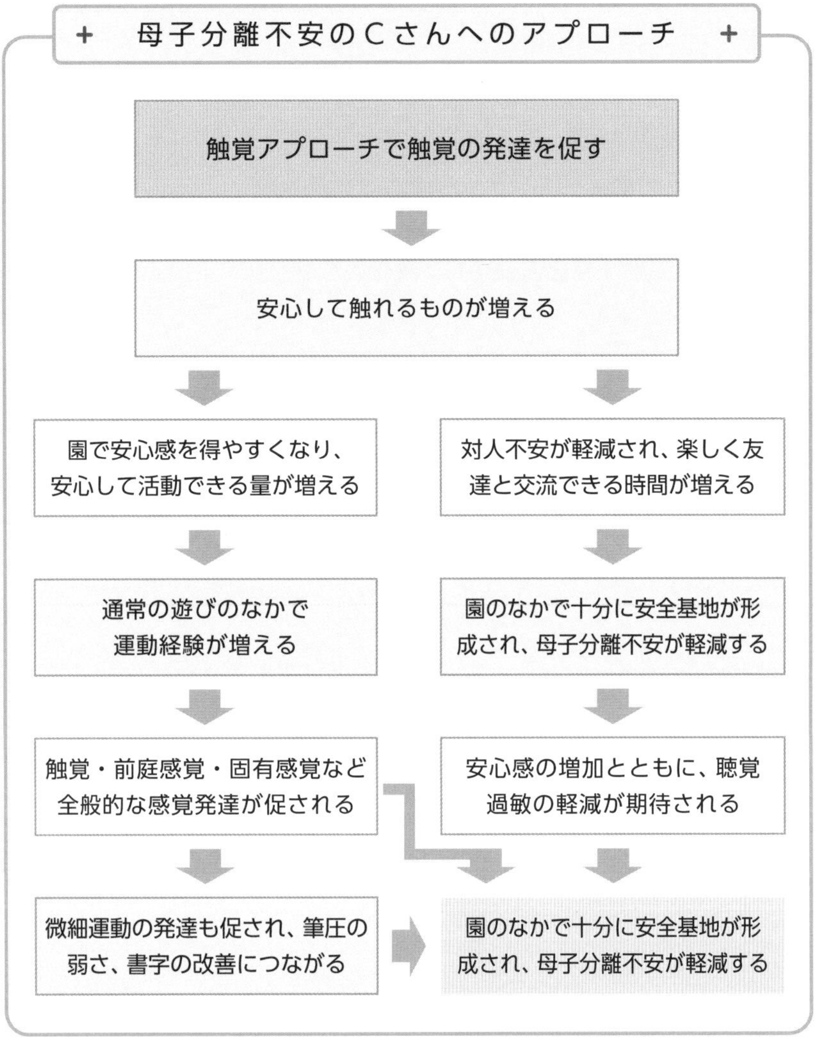

＋ 母子分離不安のCさんへのアプローチ ＋

触覚アプローチで触覚の発達を促す

↓

安心して触れるものが増える

↓（左）

園で安心感を得やすくなり、安心して活動できる量が増える

↓

通常の遊びのなかで運動経験が増える

↓

触覚・前庭感覚・固有感覚など全般的な感覚発達が促される

↓

微細運動の発達も促され、筆圧の弱さ、書字の改善につながる

↓（右）

対人不安が軽減され、楽しく友達と交流できる時間が増える

↓

園のなかで十分に安全基地が形成され、母子分離不安が軽減する

↓

安心感の増加とともに、聴覚過敏の軽減が期待される

↓

園のなかで十分に安全基地が形成され、母子分離不安が軽減する

されますので、母子分離不安が軽減する段階に入ります。また、安心感が増加しているため、他の防衛反応も徐々に軽減していくことが考えられます。聴覚過敏（聴覚防衛反応）も、安心できる先生・友達・場所などが出す音には発動しませんので、徐々に聴覚の過敏性もやわらぐことが考えられます。

感覚には個人差もあるので絶対ではありませんが、防衛反応を抑えると、「友達の声を聞いても平気だった」「大きな音を聞いても気にならなかった」という経験を積みやすくなります。これはそのまま成功体験として脳内に記憶し、新しい神経が形成されますので、症状の軽減を期待できる効果があります。

防衛反応を背景とした感覚過敏には…

防衛反応を抑えながら、感覚を育てていく

⬇

過敏のある他の感覚も連動して改善することがある（絶対ではない）

触覚アプローチを起点にすると、参加できる活動・運動も増えますので、**運動量の増加、それにともなう前庭感覚・固有感覚の発達も促すことが可能**です。

たとえば、指先を使うハサミ工作や折り紙、クレヨンでの塗り絵など、目と手の協応を進める遊びや、筆圧を高める塗り絵などの経験も積むと、筆圧や書字の改善にもつながります。

このように、**発達の仕組みを考えて支援の順番を考えることで、少しずつ改善することが可能**です。一方、アセスメントをするとさまざまな困り感が出るため、あれこれ支援しようとして迷うこともあります。

しかし、時間は有限であり、何もかもできるわけではありませんので、発達の起点となっている感覚に焦点を当てて、狙いを明確にして支援を入れることも大切になります。

POINT!

- 触覚アプローチで触覚の発達を促すことによって安心感が増加し、対人不安も軽減されていきます
- 触覚アプローチを起点にすると、運動量が増加し、それにともなって前庭感覚・固有感覚の発達を促すことができます

事例から考える④

かんしゃくが多いDくんのケース

前庭感覚の過敏と見られる行動が多い子どもの事例を考えてみましょう。

事例

本人	・Dくん（年長、男の子、6歳6か月）
主訴	・思い通りにいかないとかんしゃくを起こすので、もっと気持ちを安定させて考えられるようになってほしい ・運動が苦手なので、もっと活発になってほしい
生活と行動の様子	・エスカレーターやエレベーターに乗るのを「こわい！」と嫌がる ・すぐに裸足になりたがる ・乗り物酔いをしやすく、バスの移動中は酔い止めを飲んでいる ・思い通りにいかないことがあるとパニック、かんしゃくが起きやすい ・何かに夢中になると、興奮してテンションが上がり、落ち着くまでに時間がかかる ・お遊戯会でスピーカーの音が嫌で参加できなかった ・はじめての場所では緊張して、人見知りも激しい
運動	・運動はあまり好きではない ・平均台遊びでは、なかなか乗ることができず、担任の先生に手をつかんでもらいながらのぼっている ・大縄などはリズムよくとぶことができる
社会性	・騒がしい場所では、興奮して暴れはじめることがよくある ・遊ぶのは好きだが、友達と関わるのは得意ではない。会話をするときに、なかなか気持ちを言葉に表わせない様子がある
学習	・ひらがなのなぞり書きは字形が崩れることが多い ・クレヨンでのお絵かきでは、〇や△などの形がうまく書けない ・筆圧が強いので、鉛筆を折ってしまうことがある

かんしゃくのとらえ方

乳幼児期において子どものかんしゃくの対応に悩む親御さんは多いと思います。

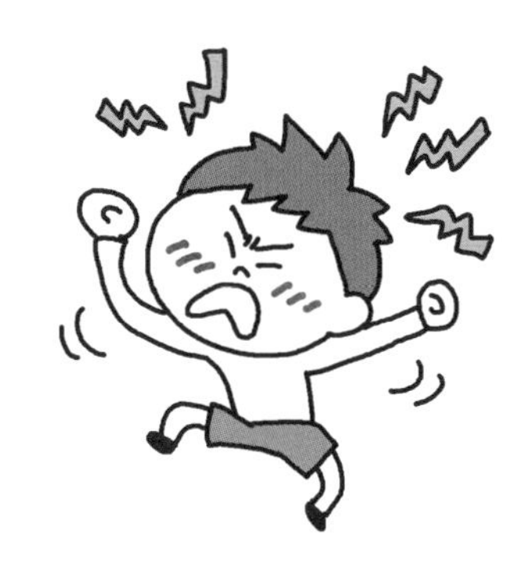

本人の気持ちに配慮すると同時に周囲に迷惑がかかっていないかも気になるため、心労がたまってしまうケースも多いです。

一方で、同年代にはかんしゃくをほとんど起こさずに安定している子もいるため、「どうして？」と悩んでしまうこともあるでしょう。

かんしゃくを起こす理由は、

- 不快なことにイライラして耐えられない
- 嫌なことを拒否するため
- 自分の嫌な気持ちを表わすため

などさまざまですが、今回はＤくんのケースから、どのような背景があるのか考えてみましょう。

行動面からの見立て ～重力不安～

Ｄくんの行動を見ると、

- エスカレーターやエレベーターに乗るのを嫌がる
- 平均台になかなか乗ることができない

など、揺れている場所や不安定な場所を避けている様子が見られます。これは、前庭感覚に過敏性のある子に見られる**重力不安（姿勢不安）**だと考えられます。

そして、重力不安のために不安定な場所を避ける行動が見られ、同時に**前庭感覚の運動経験が積めずに発達が遅れていること**が考えられます。

特に防衛反応も出ているため、刺激を入れようにも感覚刺激を避けがちですので、防衛反応の仕組みを考えてアプローチする必要があります。また下記5つの前庭感覚機能を併せて、行動面を見ていく必要があります。

①揺れを感じ取る（三半規管）
②骨格筋の筋緊張を発動させて、姿勢を保つ（立ち直り反応）
③揺れに合わせて、目の補正機能を発動する（前庭動眼反射）
④揺れをともなう運動による自律神経の調節（前庭自律神経反射）
⑤覚醒の調整（脳幹網様体）

行動面からの見立て ～裸足になりたがる～

Dくんのように裸足になりたがる子は多いですが、背景に重力不安をもつ場合は、「**揺れへの不安から裸足になっている**」というケースがあります。

足裏は、人間がバランスを取って二足歩行をするために、「地面に落ちているもの」「地面の傾き」など多くの情報を感じ取っています。

足裏は地面と直接触れる箇所であり、神経も多いです。しかし、靴下や靴が地面からの刺激をさえぎってしまうため、情報が不足して不安を感じやすくなります。そのため、**重力不安の子は、足裏から正しく地面の情報を察知して安心するために裸足になりたがる**のです。

たとえばジェットコースターで高いところから急に落下すると、体がフッと浮いて体がゾワっとする体験をします。地面という安定した場所がないと、人は本能的に恐怖を感じ取ってしまいます。

このように、重力不安の子も、裸足で地面の情報をしっかり入力することで、「揺れ」に対する不安を軽減したいのだと考えられます。

一方、触覚への自己刺激行動が強い子も裸足になり、足裏からの刺激を好む傾向がありますので、他に感覚探求の行動が見られないか行動観察する必要もあります。1つの事象から行動の原因を決めつけることなく、さまざまな可能性を考えて、アセスメントをしていくことが重要です。

Dくんの場合は前庭感覚の過敏と見られる行動が多いため、「重力不安を原因とした裸足へのこだわりがあるのではないか」と考えられます。これらの仮説立てが、支援方法を決める根拠となります。

行動面からの見立て ～乗り物酔い～

重力不安の子は揺れの刺激から逃げてしまうため、前庭感覚の発達が遅れてしまいます。そして、**前庭感覚の発達は自律神経の発達を促すことにもつながります**。

自律神経は、交感神経と副交感神経に分かれており、

- 血圧の調整
- 発汗の調整
- 心拍数の調整
- 体温の調整

など心身の維持・調節に関わっています。

基本的にすべての感覚は自律神経に関わっていますが、前庭感覚は特に自律神経との関連が深いといわれています。だからこそ、人間は運動をすると自律神経が整い、心身がスッキリするのです。

一方、**重力不安の子は、前庭感覚の刺激を過剰に入力してしまう体質をもっています**。自分で運動をするときは、揺れの刺激を得ても多少は調整できます。しかし、乗り物など自分の意図とは関係なく、また自分

の運動より強い揺れ感覚を経験すると、自律神経が過剰に反応して乗り物酔いになります。

Ｄくんの「乗り物酔いをしやすい」という背景にはこのような原因が考えられます。また、乗り物酔い以外にも、

- めまいがして倒れる
- 不安で動悸が強く出る
- 嘔吐する

などの心身症状も見られる可能性がありますので、保護者の方に確認してみるのもよいと思います。

これは前庭感覚の過敏性は本人の体質であり、「乗り物酔いをしやすい」という個性ととらえることはできます。同時に前庭感覚の発達の遅れが背景にあるため、適切に前庭感覚の発達を促すことで、乗り物酔いを軽減させることができると考えてもよいでしょう。

行動面からの見立て ～覚醒の調節～

Ｄくんの主訴は、かんしゃく・パニックが多いことが挙げられます。

- 思い通りに行かないとかんしゃく・パニックが起きやすい
- 騒がしい場所では、興奮して暴れはじめることがよくある

このような行動は支援者の心をすり減らして大変です。そのため、**支援の計画を立てて見通しを立てること**が、支援者のメンタル負担を減らすためにも重要です。

気分や感情の調整に関わる機能として、先ほどと同様、**前庭自律神経反射の未発達**があります。血圧や心拍数を調節できないと、嫌なことに直面したときに頭に血が上りやすくなったりするからです。また、脳幹網様体を通した覚醒の調節機能も気分の安定に関与しています。

乳幼児期で寝る前やお昼寝の時間などにぐずり出して泣きはじめる子は、眠気で脳の覚醒が下がるために起こります。これは、脳の覚醒が下がると自分の気持ちを抑えて安定させる脳の自己抑制機能まで下がってしまうためです。

自己抑制機能があるので人は気分を安定して保てますが、覚醒が下がると自分を抑える機能まで低下してしまうので、泣き出す、わがままを言うなど、かんしゃく・パニック状態になりやすくなります。

行動面からの見立て ～かんしゃく・パニック～

かんしゃく・パニックは主に2種類の状態から起こります。

１つ目は、「**覚醒が高い状態**」です。「覚醒が高い」といわゆる頭に血が上った状態になり、自己抑制機能の範疇（はんちゅう）を超えてしまうために暴れてしまいます。

たとえば、スーパーのお菓子コーナーで好きなお菓子を見つけて、「買って！」とお父さんに言っても、「今日はだめだよ」と言われて暴れる子がいます。

これは、目の前に現われた「好きなお菓子がある＝でも得られない」という現実に直面し、納得できない（＝脳の覚醒が高まる）状態となりコントロールできない（自己抑制が働かない）状態になるからです。

そのため、**かんしゃくを落ち着かせるためには、「覚醒を下げること」が有効**です。

たとえば、そのまま床に泣かせて放置します。すると、最初は高まっていた脳の覚醒が徐々に泣き疲れて下がります。そして脳の覚醒が適切なレベルまで落ちていくので、かんしゃくはおさまります。

ほかにも、泣いて「わかった！　お菓子を買ってあげるよ！」と言うと、「やった！」と喜んで納得するので泣き止みます。覚醒が上がっている状態は、ドーパミンやノルアドレナリンという覚醒の調節をする神経伝達物質が過剰に出ている状態です。
この状態では気分の調整ができませんが、「お菓子を得られる」という嬉しい気分になることで、脳内にセロトニンが発生します。セロトニンは、脳の覚醒を下げる神経伝達物質のため、結果的に興奮がおさまり、かんしゃくも落ち着きます。

2つ目は、「**覚醒が低い状態**」です。覚醒が下がると脳の自己抑制機能も下がり、自分の気持ちを抑えられずにかんしゃくが起きてしまいます。たとえば、

- 夜寝る前に、ベッドで飛びはねはじめる
- お昼寝から起きると、泣き叫びはじめる

など、眠い・疲れた状態で暴れはじめるのはこのためです。
寝る直前であれば、そのまま遊ばせていると覚醒が完全に低下して、バタンと寝てしまいます。あるいは、横になって頭や背中をなでてあげてリラックスした状態にしてあげると、気分が落ち着き、覚醒も下がりきって睡眠に入ります。
逆に、寝起きなどで覚醒が高まりきっていないで泣いているのであれば、

- テンションの上がる好きな音楽をかける
- 体操をする
- 酸っぱいアメをなめる
- くすぐりごっこをする

など覚醒を高める方向に働きかけると、徐々に気分が落ち着いていきます。
見た目は似ていますが、**覚醒の状態によってかんしゃくへのアプローチは異なります**。子どもの様子から背景を見極めることで適切に対応す

ることができます。

行動面からの見立て ～その他の行動～

上記のように、重力不安による前庭感覚の発達の遅れが背景に存在している可能性を見立てました。それ以外に、「お遊戯会でスピーカーの音が嫌で参加できなかった」というエピソードからも、**聴覚過敏（聴覚防衛反応）をもつことが考えられます。**

感覚過敏をもつ子の多くは、**1つの感覚ではなく、複数の感覚で過敏性をもつこと**が一般的です。特に、前庭感覚は耳の奥にある三半規管で揺れを感じ取っており、感覚器官が聴覚の近くに存在しています。そのため、聴覚と前庭感覚の両方に過敏性があることはよくあります。

反対に、感覚過敏だからすべての感覚が過敏性をもつかといえば、そうではありません。「聴覚は過敏だけど、嗅覚は低反応」「視覚は過敏だけど、聴覚は低反応」など、過敏性と低反応は、その人のなかで両方をもっているケースが多いので、決めつけることなく行動観察することが大切ですし、必要に応じて専門的なアセスメントも実地したり、医療機関に紹介したりしましょう。

そのほかにも、「ひらがなのなぞり書きは字形が崩れることが多い」「クレヨンでのお絵かきでは、◯や△などの形がうまく書けない」などから、**微細運動の困難をもっている可能性が考えられます。**

また、「遊ぶのは好きだが、友達と関わるのは得意ではない。会話をするときに、なかなか気持ちを言葉に表わせない様子がある」という様子もあります。これは、

- **他者視点の気持ちを読み取ることが苦手(ASD症状)**
- **言語発達の遅れ**
- **防衛反応が強く、対人関係の経験が少ない**
- **運動を避けるため、友達と遊ぶ場面が少ない結果、言葉が出ない**

などの可能性があります。この時点では背景はまだわからないので、さらに追加で調査が必要です。

一方で、前庭感覚の発達を促して運動に対する苦手さを減らすことで、友達とも遊べる場面が増えるため、会話経験の増加、コミュニケーション能力の向上など、困り感を解決するための1つの方法として前庭感覚のアプローチは使える可能性があります。

Dくんへの支援方針

上記のことから支援方針を考えます。まず、行動面から「**重力不安**」を背景としたエピソードが多いため、この過敏性のある「前庭感覚へのアプローチ」を中心に考えます。

重力不安は、揺れに対して防衛反応が出てしまうため、下記のように**まず安心できる環境を用意して、少しずつ揺れ刺激を経験していきます**。このような比較刺激が弱く安心感のある運動を、先生と一緒に少しずつ行います。

- 先生と一緒にブランコに乗る
- 先生と手をつなぎながら、平均台をわたる
- 面積の広いベットマットの上ではねてみる
- ハンモックに乗ってゆっくりと揺らしてみる

また、**聴覚過敏の傾向があるため、なるべく静かな部屋で行えるよう調整します**。このときに、本人に好きな音楽を選ばせて流します。識別感覚を働かせながら音楽に集中させて揺れ刺激を入れると、聴覚刺激への慣れも進みます。

そうして**前庭感覚の発達を徐々に促していきます**。もともと運動経験を回避してしまう傾向が強いので少し時間はかかりますが、継続的に行うことで発達を促すことができます。

前庭感覚の発達が促されるなかで、

+ かんしゃくが多いDくんへのアプローチ +

防衛反応を抑えながら
前庭感覚の発達を促す

↓

覚醒の調節機能の向上
自律神経の安定性の向上

姿勢の安定
(前庭脊髄反射)

↓

気分の安定する時間の増加

自律神経の安定にともなう乗り物酔いの軽減

粗大運動、微細運動機能の向上

↓

前庭感覚の発達にともなう防衛反応の低下、聴覚過敏の軽減

← 運動に対する意欲の向上
参加場面の増加

↓

かんしゃく・パニックの軽減

← 成功体験の増加

- **覚醒の調整力が高まることにともなうかんしゃくの減少**
- **自律神経の発達にともなうかんしゃくと乗り物酔いの減少**
- **聴覚過敏のつらさの軽減**
- **裸足への欲求の低下**
- **骨格筋の筋緊張の発達にともなう姿勢の改善と書字の改善**

などの改善が期待できます。注意点として、背景にADHD（注意欠如・多動症）など脳機能の困難がある場合は、発達を促しても覚醒の調節は困難な可能性もあるため、経過観察する必要があります。

「聴覚過敏への支援方法」としては、静かな環境を用意したり、イヤーマフ等の道具の使用が中心になりますが、重力不安に支援を入れることで、聴覚過敏を軽減する可能性もあります。

また、前庭感覚が発達して骨格筋の筋緊張が発動するようになると、体幹の安定性が増します。この体幹の土台が安定すると、その先の肩・ひじ・手首・指も安定して、より意図した通りに手を動かせるようになりますので、書字の改善にもつながります。

このように、重力不安へのアプローチによって姿勢の改善と気分の安定を図ることで、各種の発達を促し、かんしゃく・パニックを減らすことにつなげることが可能です。

上記の改善はあくまで現時点での情報での仮説のため、支援を行うなかで適宜状態に合わせて修正を行うことが大事です。トライアンドエラーを繰り返すことで、Dくん自身の成功体験が増えて、自己肯定感が高まり、運動への参加意欲も高まることを目指します。

POINT!

- かんしゃく・パニックは主に「覚醒が高い状態」と「覚醒が低い状態」で起こり、覚醒の状態によってアプローチ方法は異なります
- 「重力不安」へのアプローチで姿勢の改善と気分の安定を図ることによって、かんしゃく・パニックを減らすことにつなげることが可能です

事例から考える⑤
床でゴロゴロするEくんのケース

触覚・温冷感覚の低反応があると予想される子どもの事例を考えてみましょう。

事例

本人	・E くん（小 1、男の子、6 歳 10 か月） ・ASD（自閉スペクトラム症）の診断あり
主訴	・授業中にもかかわらず、床でゴロゴロしはじめてしまう。本人にやる気がなく、授業中に寝てしまうこともあるので、どうにかしたい
生活と行動の様子	・暑い日は授業中に床で寝はじめる。理由を尋ねても「気持ちがいいから」と言って動いてくれない ・授業中、興味のない内容のときは離席して外を見たり、廊下で座っていることもある ・寝るのは中休みが終わった 3 時間目以降が多い ・先生に初日に抱きつくなど距離感の近さがある ・父子家庭で、父の仕事も忙しく、あまり関わる時間を取ることができていない ・席替えのときは、「エアコンの風が当たる席がいい」とダダをこねた ・偏食があり、ご飯や野菜は食べるがお肉や揚げ物は苦手
運動	・運動は得意で、かけっこも速い ・ボール遊びが好きで、家で壁当てをしている
社会性	・基本的におしゃべりは苦手で、1 人で机で突っ伏しているか、本を読んでいることが多い。最近は好きな YouTuber の話で意気投合した友達と校庭で鬼ごっこをして遊んでいる
学習	・授業はあまり聞いていないが、理解力が高く内容を理解している ・国語と算数のテストはほぼ 100 点を取っている ・グループワークなどで自分の意見を発言することはなく、ずっと黙っている ・ノートも基本的に書かないが、計算プリントなど答えを書くだけのような問題は取り組むことができる

わがままな行動のとらえ方

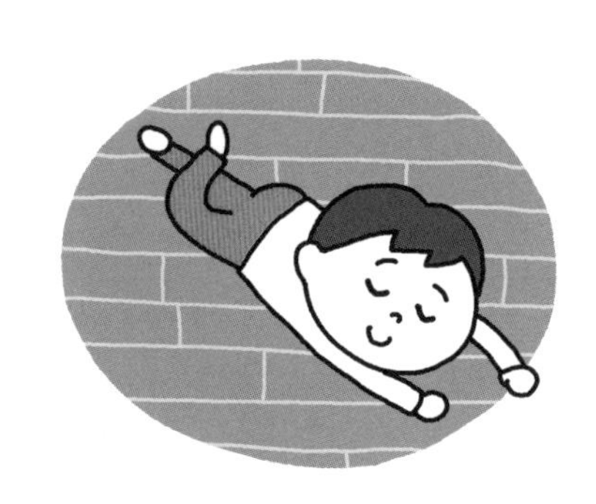

発達障害の知識が広まると同時に、当事者への支援の必要性が広まっています。よい傾向ですが、一方で「特性による行動は理解するが、わがままは許してはいけない」という意見も多くなってきました。

しかし、基本的に「わがまま」と「特性」は別物ではありません。大人が「わがまま」と思うだけであり、その行動の背景には、

- 能力的にできずに回避している
- 過去に失敗体験がある
- 指示が伝わっていない
- ほかにやりたいことがある
- 身体の特性上、やめたくてもやめられない

などの要因があります。

Eくんのように、「授業に参加できない」「指示を聞いてくれない」などの行動は「わがまま」ととらえられてしまうことが多くありますが、その背景には原因となる理由があります。今回はEくんの事例を、感覚統合の知識を使って背景要因をぜひ読み取ってみてください。

行動面からの見立て ～温度へのこだわり～

Eくんの行動を見てみると、さまざまな様子があり背景がわかりづらく見えます。このようなときに**対人関係のエピソードは注意が必要**です。「いうことを聞かない」「ケンカが多い」など、対人関係の問題は信頼関係によって大きく変わるので、説明する人によってエピソードが変

化することが多いからです。一方、

- 授業中に床で寝はじめる。理由を尋ねても「気持ちがいいから」と言って動いてくれない
- 席替えのときは、「エアコンの風が当たる席がいい」とダダをこねた

という温度関係のエピソードは、対人関係によらないため、より本人の特性に近いものと考えることができます。

この2つから予想できることは、「**温冷感覚の低反応**」があることです。温冷感覚が低反応の場合は、暑さ・冷たさを察知することが難しいため、「暑くても汗をかかない」という行動が見られます。

人間には無意識に体温を維持する機能をもっており、暑いときに人は汗をかいて体温を下げます。一方、温冷感覚が低反応だと、この発汗機能が働きにくいため、体に熱がこもってつらい状態になります。そこで、意図的にエアコンの風を求めたり、教室の床の冷たさを求めて行動に出たと考えられます。

このような体の反応による行動は、大人は理解できずに「わがまま」と考えて、「我慢しなさい！」「みんなも我慢もしてる！」と受け入れることが難しいことが多いようです。

Eくんの場合は、体が熱く、同時にASD（自閉スペクトラム症）の特性もあり、他者の目を気にせず、自分の思うように行動した結果、このように反応したと考えられます。**温冷感覚の低反応は、触覚の発達を促すことで改善します**が、生まれつきの個性の部分も大きく、すぐに発達して汗をかけるようになるとは限りません。よって、

- 保健室でアイスノンを借りてくる
- エアコンの前に席を変える

など、環境調整で気温・体温の配慮をしてあげることも重要です。

行動面からの見立て ～距離感の近さ～

Eくんは、「先生に初日に抱きつくなど距離感の近さがある」という距離感の近さに関するエピソードもあります。距離感は、年齢が低い間は近くても問題はありませんが、

- 男の子が女の子に抱きつく
- 女性教諭に常にくっついている

などの行動は、年齢が上がると性犯罪との関連もあり、社会的に認められなくなります。よって、年齢が低いうちから適切に距離感を覚えることは重要です。

一方、Eくんの体質として**触覚（触圧覚）にも低反応を抱えている**場合は、安全か危険かの判断が難しくなります。過敏性の場合は知らない人に近づけないという課題が出やすいですが、低反応の場合は人の危険性などを察知しにくい結果、

- **人との距離感が近い**
- **初対面の人にも抱きつく**
- **会ったばかりなのになれなれしい**

などの行動が現われることがあります。

これは、成長するなかで家庭や園・学校において適切な指導が入れば問題ありません。しかし、ASD症状のため世間の目を感じ取ったり、相手の気持ちを読み取りにくいという特性を抱えていると、距離感の習得は遅れ、「問題行動」と認識されることが増えます。

また、触覚の低反応では、スキンシップ刺激が入力されづらいため、「この人は安全なのかな？」「僕のことを好きなのかな？」と愛着形成・信頼関係の判断が難しくなり、**愛着形成の遅れと情緒の発達（＝社会性**

の発達）の遅れにつながるケースがあります。

この話題は発達障害の当事者の方々との会話でよく出ますが、発達障害を抱える人は、定型発達の人と比べて情緒発達が1/2 ～ 2/3ほどのスピードで進むといわれています。

これは対人関係が苦手なため、人と関わる時間が少ないことに加えて、このような触覚の過敏・低反応といった身体特性が影響しているのではないかと考えられています。

Eくんの支援方針

上記の見立てをもとに、支援方針を考えていきます。Eくんは、「触覚・温冷感覚の低反応」があると予想されました。もちろん、上記のエピソードだけで判断するのは難しい面もありますが、低反応の場合は、行動面で表出しないことも多く、医療機関などのアセスメントでは十分に把握できないため、行動面からの観察が大切になります。

まず「**触覚を育てるアプローチ**」を行います。Eくんは過敏性が少ないため、機会を作れば積極的に取り組んでくれることも予想されます。

- 砂場遊び
- 水遊び
- 粘土
- カラーボールプール
- くすぐりごっこ

などは家庭でも学校でも可能かと思います。また、子ども同士で体を触れ合いながら遊ぶ下記のような機会も設けます。

- じゃんけん列車
- おしくらまんじゅう
- 体育マットに挟まってゴロゴロ転がる
- 漢字練習を子ども同士で背中文字を書いて覚える

- 背中文字で伝言リレー
- ダンボール戦車
- ムカデ競走
- 新聞乗りじゃんけん
- お相撲
- 手押し相撲

上のアプローチは、学校の授業に組み込んで行うことも可能ですので、学校と家庭の連携も有効でしょう。

また、暑さを感じにくいというのはEくんの体質でもあるため、すぐに改善することは困難です。よって、暑くなったら

- **アイスノンをわたす**
- **エアコンの前の席に席替えする**
- **保健室で一時的に休む**

などの配慮が大切です。これは、わがままを認めるのではなく、特性に合わせた「合理的配慮」であることを理解してもらいましょう。

また、触覚アプローチにより、**たくさんのスキンシップを行うことで触覚が発達します**。触覚が発達すれば、**過度に触覚刺激を求めて対人関係で距離をつめていくような自己刺激行動は減ります**ので、この意味で距離感を取れるようになっていきます。

まだ小学校1年生という段階ですのでスキンシップも可能ですが、これが中学生や高校生など体が大きく、スキンシップが社会的に難しい年齢では無理に行う必要はありません。

もし、行う場合は「握手」「ハイタッチ」「腕相撲」など社会的に問題のない範囲で行うことが大切ですし、他の触覚アプローチでの代替は可能ですので、無理には行わないことが大切です。

年齢によっても行えるアプローチは変わりますので、その場の状況に応じて変えてみることをおすすめします。

愛着が形成できたらスキル指導を行う

また、徐々に家庭・学校の先生・友達と愛着を形成できる人が増えてくると、「**スキル指導**」が入るようになっていきます。感覚統合はあくまで心身の土台を育てるアプローチです。当然、生きていくうえで必要なスキルは別に教える必要があります。

- 気温に合わせて適切な服を選ぶ服装指導
- 困ったら先生や友達に助けを求める援助要求スキル
- 適切な距離感を取るための方法の指導
- 授業を受ける際のルールの指導
- 対人関係を円滑にするソーシャルスキルの指導（SST：ソーシャルスキルトレーニング）

このような生活や対人関係におけるスキルは、丁寧に教えることで1つずつ獲得し、適応行動を増やすことができます。

ただし、このようなスキル指導は、**信頼関係を結べてはじめて行うことが可能です**。しかし、ASD（自閉スペクトラム症）を抱える子は、対人関係の構築が苦手という特性がありますので、支援者との信頼関係づくりの時点でつまずき、指導が入らなくなることもあります。

その子の気持ちに寄り添った対応、あるいはEくんのように、「そもそもなぜ本人が床でゴロゴロしてしまうのか」を判断しにくいケースも多々あります。

しかし、「温冷感覚の低反応」という知識があれば、本人の助けになる支援が可能です。また触覚アプローチにより、「この人は信頼できる」と感じてもらいやすくなることもあります。

このように、日頃からの関わり、そして専門知識による困り感の解消というアプローチを続けることで、信頼関係が構築でき、スキル指導も素直にスムーズに進みます。Eくんのことを考える支援者の姿勢がそのまま信頼関係にもつながり、本人の成長につながっていくでしょう。

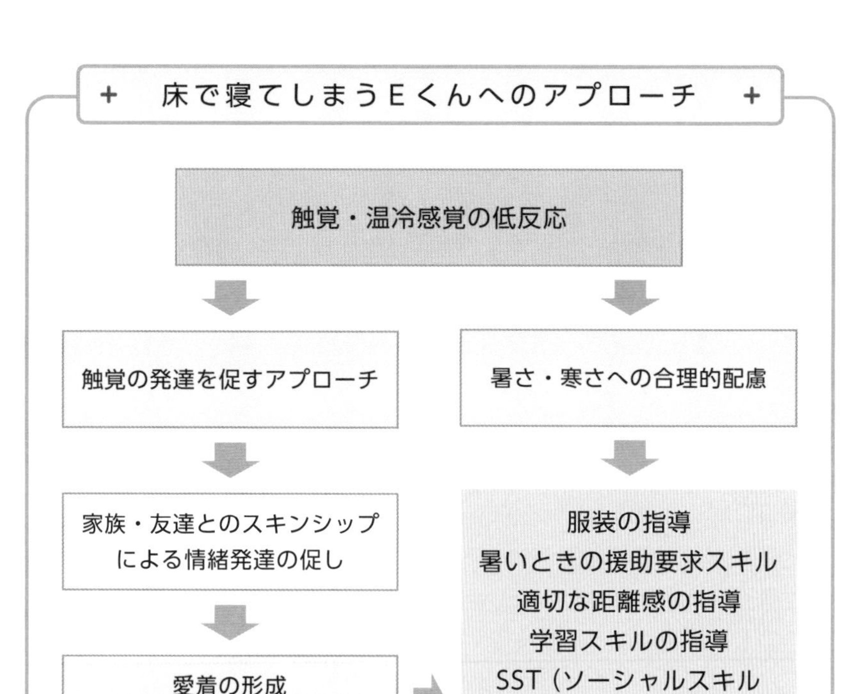

POINT!

- 温冷感覚の低反応は、触覚の発達を促すことで改善しますが、環境面の調整という配慮をすることも重要です
- 触覚の低反応ではスキンシップ刺激が入りづらいため、愛着形成の遅れと情緒の発達（＝社会性の発達）の遅れにつながることがあります
- 触覚と温冷感覚の低反応には、触覚を育てるアプローチを行い、愛着や大人との信頼関係が形成できたらスキル指導を行います

事例から考える⑥

ノートを書くのが遅い Fさんのケース

微細運動が苦手な子どもの事例を考えてみましょう。

事例

本人	Fさん（小2、女の子、7歳1か月）
主訴	・黒板の文字をノートに書くことが遅く、授業についていけない。文字も筆圧が弱くて形が崩れているので、丁寧に書けるようになってほしい
生活と行動の様子	・朝は目覚めがわるく、なかなか起きられない ・普段から疲れやすく、すぐ休憩を求める ・物をなくすことが多く、先生によく注意されてしまう ・食事中にスプーンを上からもってしまう。下からもつように教えるがなかなか直らない ・「ぼーっとしていて話を聞いていない」など不注意な様子が多い ・体育などで外に出ると、「疲れた…。保健室で休んでいいですか？」と言って、室内に入りたがることが多い ・家では押し入れのなかで人形ごっこをして遊ぶ
運動	・運動は苦手。特にキャッチボールでボールが取れないので、体育はあまり好きではないとのこと
社会性	・おとなしい性格で、休み時間は友達とおしゃべりをしたり、折り紙で遊んだりしていることが多い
学習	・授業中、ノートを書くことについていくことが難しい ・教科書を読んでいると、どこを読んでいるか見失ってしまうことが多い ・算数では、筆算のときにマスがズレて計算ミスをすることが多い ・図工でカッターの作業がうまくいかずに手を切ってしまった

書字の不器用さ

感覚の問題は、主に運動面で現われることが多いですが、小学校に入ると本格的な勉強がはじまり、学習面での困り感が現われるようになります。

DCD（発達性協調運動症）という言葉から「運動が苦手」というイメージをもたれる方も多いですが、

- 文字を書くことが困難
- ハサミを使うことが難しい

など**学習活動の困難**も診断基準に入っています。「鉛筆で文字を書く」「ハサミを使う」のも筋肉と関節を操作する運動であり、学習は特に指先の微細運動を多く使う活動だからです。

また、**机に座りながら勉強するには姿勢の保持が重要**です。机に座っている間は揺れ刺激が少ない状態で、骨格筋の筋緊張を発動しなければいけないためです。

このように、**前庭感覚・固有感覚の発達の遅れは、体の発達だけでなく、学習面にも影響します**。「書字が苦手な子」という主訴を見て、「文字を書く練習をする」というだけでは、本人の困り感の原因を見過ごすことがあります。ぜひ、多様な角度からアセスメントして支援方法を考えてみましょう。

行動面からの見立て ～微細運動の苦手さ～

Fさんは書字の苦手さを抱えていますが、

- 算数では、筆算のときにマスがズレて計算ミスをすることが多い
- 図工でカッターの作業がうまくいかずに手を切ってしまった

など、その他にも指先を使った課題での困り感もあるため、**微細運動の改善にともなうアプローチが必要になります**。

また微細運動の改善は、**まず「姿勢」という粗大運動から考えます**。これは、体幹を支える土台が安定してはじめて、指先が自由に動かせるようになるからです。

たとえば、「バランスボールに乗りながら文字を書いてください」と言われても、多くの人は体がブレてしまい書くことができません。人は体の中心から外側へと徐々に発達が進むため、体幹という土台が発達していなければ、指先を自由に扱うことは難しいのです。

また、「食事中にスプーンを上からもってしまう。下からもつように教えるがなかなか直らない」というエピソードがあります。前庭感覚の発達が遅れ、体幹が安定してない子は、体を安定させるためにわきを広げる傾向があります。

たとえば、サーカスの綱わたりの人は長い棒をもっています。これは、左右に長い棒をもつことで中心の安定性が増すからです。同じように、平均台をわたる子どもたちは、両手を広げてわたります。これも両手を左右に伸ばして、中心の安定性を高めるために無意識に行なっている行動です。

これと同様に、体幹が安定していない赤ちゃんはわきをしめると不安定になってしまうので、両手を広げて歩きます。

このように**わきをしめて動けるかどうかは、体幹の発達に連動しています**。年齢の低い子がスプーンを上からもつのは、体幹が未発達のためにわきを広げる必要があるからです。

反対に、前庭感覚の発達を促して骨格筋の筋緊張を高めると、体幹の

体幹が発達していないと…

体幹が発達していない	体幹が発達
体幹が未発達の場合、バランスを取るためにわきを開く	体幹が発達すると、わきをしめてもバランスが取れる
↓	↓
わきが開いてスプーンを上からもってしまう	わきをしめてスプーンを下からもてる

安定性が増し、姿勢がよくなります。すると、わきをしめることができるので、スプーンを下からもつことができます。

このように、書字を改善するためには、**まず前庭感覚の発達を促し、姿勢保持の力を高める必要があります**。

行動面からの見立て ～前庭動眼反射～

Fさんは、「黒板の文字をノートに書くことが遅く、授業についていけない」という行動に困り感を抱えています。

前庭感覚は、視界を安定させる「目の補正機能」と連動（前庭動眼反射）しています。**前庭感覚の発達が遅れると、前庭動眼反射が働かずに視界が不安定な状態になります**。

授業で黒板の文字を写すときは、視界が黒板とノートの間を何度も往復します。しかし、視界が安定しないと書いている場所を見失いやすく、ノートに写すのが遅くなります。これは目の機能の問題であり、「集中して書いて！」と伝えても意味がありません。

この場合も、前庭感覚の発達を促すことで、前庭動眼反射が適切に作動して視界が安定するので、黒板の文字が見やすくなり、書字負担が減ります。

また「ボール運動」も、目の補正機能が働かないと、ボールに合わせて体を動かすことが難しくなります。よって、前庭動眼反射の発達を促すことで、より視界がクリアになり、徐々にボールに合わせて体を動かすことができるようになります。

もちろん、個人差はありますので、「ボール運動が得意！」と言えるまで成長できるかは本人の努力次第です。

しかし、「今まで見えなかったボールが見える」「できなかったキャッチができた」といった小さな成功体験の蓄積が、自己肯定感の向上につながるでしょう。

行動面からの見立て 〜不注意〜

Fさんの特徴的な行動として、

- 物をなくすことが多く、先生によく注意されてしまう
- 「ぼーっとしていて話を聞いていない」など不注意な様子が多い
- 朝は目覚めがわるく、なかなか起きれない

という「**不注意傾向**」があります。これには、さまざまな可能性が考えられます。

たとえば、前庭感覚の発達の遅れにともない「覚醒を高めるのが苦手」、あるいは「自律神経の発達が遅く交感神経が働きにくい」可能性もあります。

この場合は、**前庭感覚・固有感覚の運動経験を積んでいくことで、覚醒の調節機能が高まり、改善していくことが予想されます。**

しかし、ワーキングメモリの低さを主にしたADHDの症状の場合は異なります。前庭動眼反射を発達させても、ワーキングメモリの低さそのものは脳の個性であり、大きな行動の改善は難しいと考えられます。

もちろん、運動をすることで改善の補助になる可能性はありますが、基本的に原因が異なるため、

- **先生の指示は黒板に書いておく**
- **忘れないよう周囲の友達や先生に助けを求める**
- **聞いたことをメモする練習をする**

などのワーキングメモリへの支援は同時に行う必要があるでしょう。

行動面からの見立て ～アーレン症候群～

その他のＦさんの特徴的な症状として、

- 体育などで外に出ると、「疲れた…。保健室で休んでいいですか？」と言って、室内に入りたがることが多い
- 家では押し入れのなかで人形ごっこをして遊ぶ
- 普段から疲れやすく、すぐ休憩を求める

という行動があります。

これにもさまざまな可能性がありますが、「**視覚過敏**」、あるいは「**アーレン症候群（アーレンシンドローム）**」をもつ子に多いエピソードです。アーレン症候群は視知覚の困難であり、**文字が揺れたりブレたりして見えてしまい、文字が読むことが困難になってしまう症状**です。

背景要因は、LD（学習障害）の音韻の困難などと併さって発症するため、未解明な部分が多いです。しかし、**通常より強く光を感じ取りすぎてしまう**という症状であり、視覚の過敏性にもつながっているといわれています。

たとえば、白いノートは光の反射率が高いため、ノートに文字を書こうと思っても、反射光でまぶしく感じてしまい、文字を適切に書けなくなってしまいます。

また、光の情報処理が困難なため、文字の反射光の認識も難しくなります。文字が浮き上がったり、ぼやけて見えたりするため、文字の読み書き時に影響することがわかってきました。

＋ アーレン症候群（アーレンシンドローム） ＋

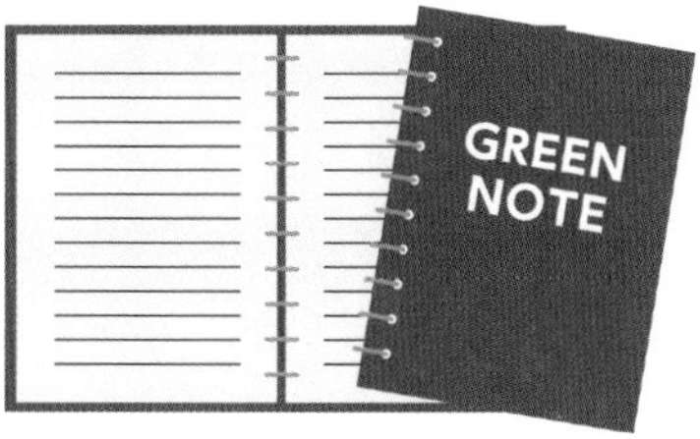

GREEN
NOTE

グリーンノート

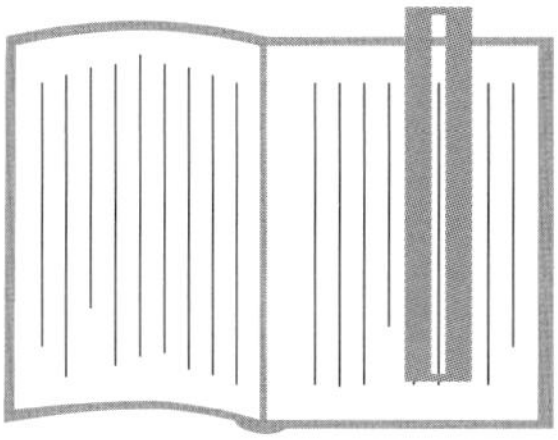

リーディングトラッカー

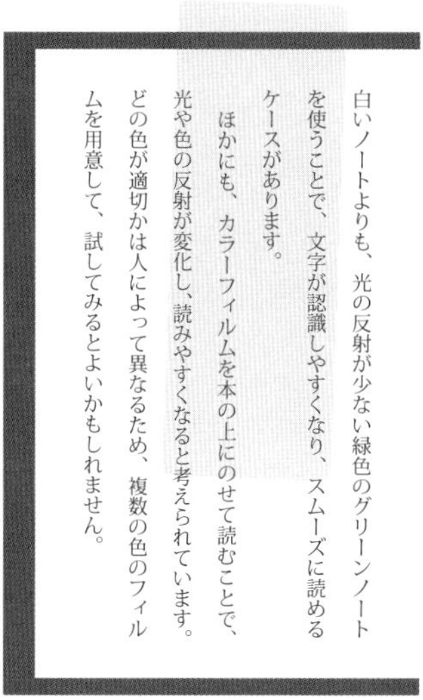

白いノートよりも、光の反射が少ない緑色のグリーンノートを使うことで、文字が認識しやすくなり、スムーズに読めるケースがあります。
ほかにも、カラーフィルムを本の上にのせて読むことで、光や色の反射が変化し、読みやすくなると考えられています。どの色が適切かは人によって異なるため、複数の色のフィルムを用意して、試してみるとよいかもしれません。

色つきのカラーフィルム

アーレン症候群は、色や反射光への配慮が必要となる

まだ正式に医学の診断基準になっている症状ではなく、日本ではあまり知られていない症状ですが、欧米の研究では20～30％ほどの人が該当するといわれています。アーレン症候群への支援は、この光の反射を考慮した道具が有効です。

たとえば、白いノートよりも、光の反射が少ない緑色のグリーンノートを使うことで、文字が認識しやすくなり、スムーズに読めるケースがあります。

ほかにも、カラーフィルムを本の上にのせて読むことで、光や色の反射が変化し、読みやすくなると考えられています。どの色が適切かは人によって異なるため、複数の色のフィルムを用意して、試してみるとよいかもしれません。

アーレン症候群を抱える人は、太陽の光が強くて苦手だったり、蛍光灯やLED照明に含まれる青色の光を痛く感じたりしてしまうことがあります。そのため、教室の座席は窓際ではなく、廊下側でかつ蛍光灯の真下ではない座席に配置するだけでも、文字の見え方は大きく変わるそうです。

そしてアーレン症候群を抱える方には、Fさんのように押し入れや家具の隙間など、光が直接当たらない場所に積極的に避難することが多い様子が報告されています。また、太陽の光や室内の光という視覚刺激に日常的にさらされるため、非常に疲れやすい様子も多く見られます。

Fさんの疲れやすさは、**前庭感覚・固有感覚の発達が遅れにともなう自律神経の未発達で体の調子を崩しやすい**とも考えられますが、同時に**アーレン症候群による光の過敏性の影響**も考えられます。

カラーグラスなど色つきのサングラスをすることで文字やものの見え方が改善するため、欧米では日常的にカラーグラスをつけている人も存在します。

日本ではサングラスへの偏見がまだ強い地域がありますが、周囲の理解が得られそうであれば、使用を考えてもよいでしょう。

アーレン症候群はまだ研究中の部分が多いため、今後の研究が待たれますが、日本でも認知度が高まっていますので知っておくとよいでしょう*。

＊『アーレンシンドローム』熊谷恵子、幻冬舎、2018

Fさんへの支援方針

Fさんは、書字能力の改善を目標に支援を考えたとき、発達を促すだけでなく、合理的配慮も必要になると考えられます。

鉛筆のもち方がわるい２つのパターン

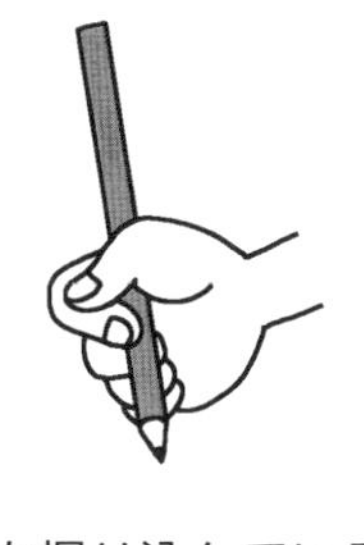

鉛筆を握り込んでいる

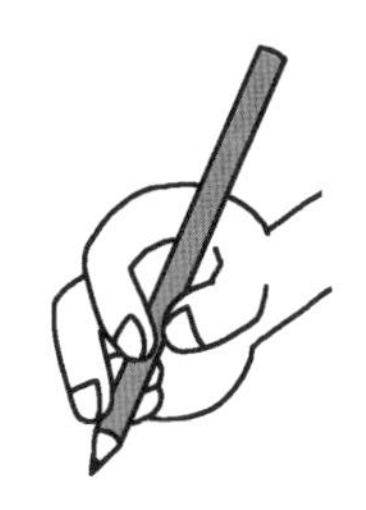

三つ指でもてていない

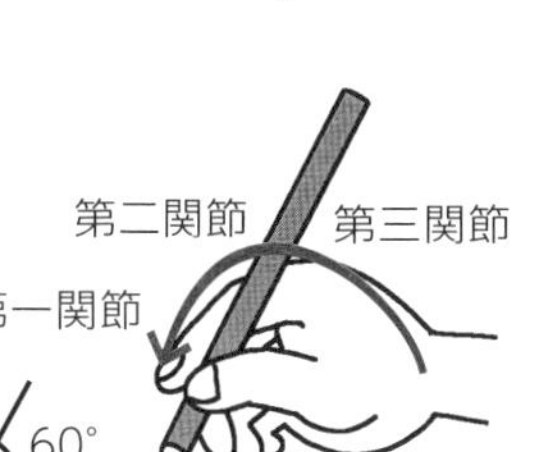

小指、薬指を中心とした土台を鍛える

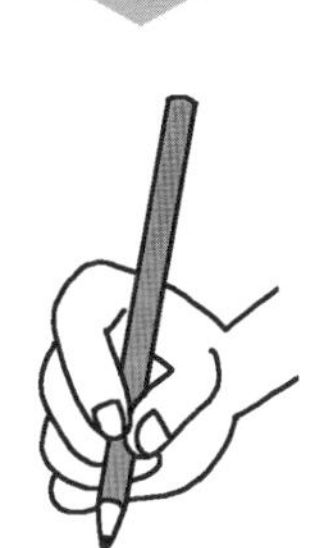

三つ指でもつ練習

まず書字の土台となる体幹の発達を促すために、「**前庭感覚へのアプローチ**」を行います。土台が発達すれば姿勢の安定性も高まり、微細運動もよりスムーズに行えるようになります。

同時に、書字を改善のための運筆の練習を行います。鉛筆がうまく操作できない子には2つの理由があります。

1つ目は、「**鉛筆を握り込んでいるケース**」です。手のひらは主に小指から薬指・中指・人差し指・親指の順番で外側から内側へ発達していきます。たとえば、赤ちゃんが手のひらを握ったときに、小指だけ浮いたような握り方になるのは、まだ小指が発達していないからです。

2つ目は、「**三つ指でもてていないケース**」です。鉛筆をもつのは中指・人差し指・親指ですが、その3本を扱うためには、地面につく小指・薬指の発達が必要です。小指と薬指は、上の3本が自由に動かせるようになるための土台となるからです。

もし、小指・薬指が発達していないと土台がグラグラになり、上の3本はうまく扱えなくなり、書字が不安定になります。そのため、鉛筆を安定させようと手で握り込んでしまうのです。

小指・薬指を鍛えるには、手のひらで力一杯握る運動が有効です。「鉄棒のぶら下がり」「うんてい遊ぶ」「綱引き」などは、特に小指を中心として手のひら全体の発達を促します。また、

- はいはい歩き
- 動物歩き（アザラシ、トカゲ、うさぎ、馬等）
- 雑巾がけ
- 手押し車

などの腕支持運動は、手を床についたときに手のひら全体に体重をかけて進みます。これらの運動は、**全身運動であり前庭感覚の発達も促すことができるので有効**です。

このように、**小指・薬指の土台を鍛えたうえで、鉛筆を三つ指でもつ練習をします**。市販されている三角鉛筆で練習してもいいですし、

- 三つ指の目安となる箇所を輪ゴムで巻いておく
- 人差し指と親指で、おはじきを挟んで三つ指を意識する
- 洗濯バサミでビー玉運び、おはしで豆つかみなど微細運動を鍛える練習をする
- クリップを鉛筆につけて、もち方をわかりやすくする

書字が苦手なFさんへのアプローチ
防衛反応を抑えながら
前庭感覚の発達を促す
前庭感覚・固有感覚の発達を促す
運動支援
覚醒の調整力の向上
自律神経の発達
骨格筋の筋緊張の
発達を促し
姿勢保持の力を高める
前庭動眼反射の向上
→視界が安定する
不注意症状、
疲れやすさの改善
姿勢保持の
安定性が
高まる
不注意症状、
疲れやすさの改善
不注意
（ワーキングメモリ）
への支援
手の土台
（小指、薬指）の発達
三つ指の運筆練習
アーレン症候群の
支援
→文字の読みの改善
書字の改善＋心身症状の負担軽減
→自己肯定感の向上

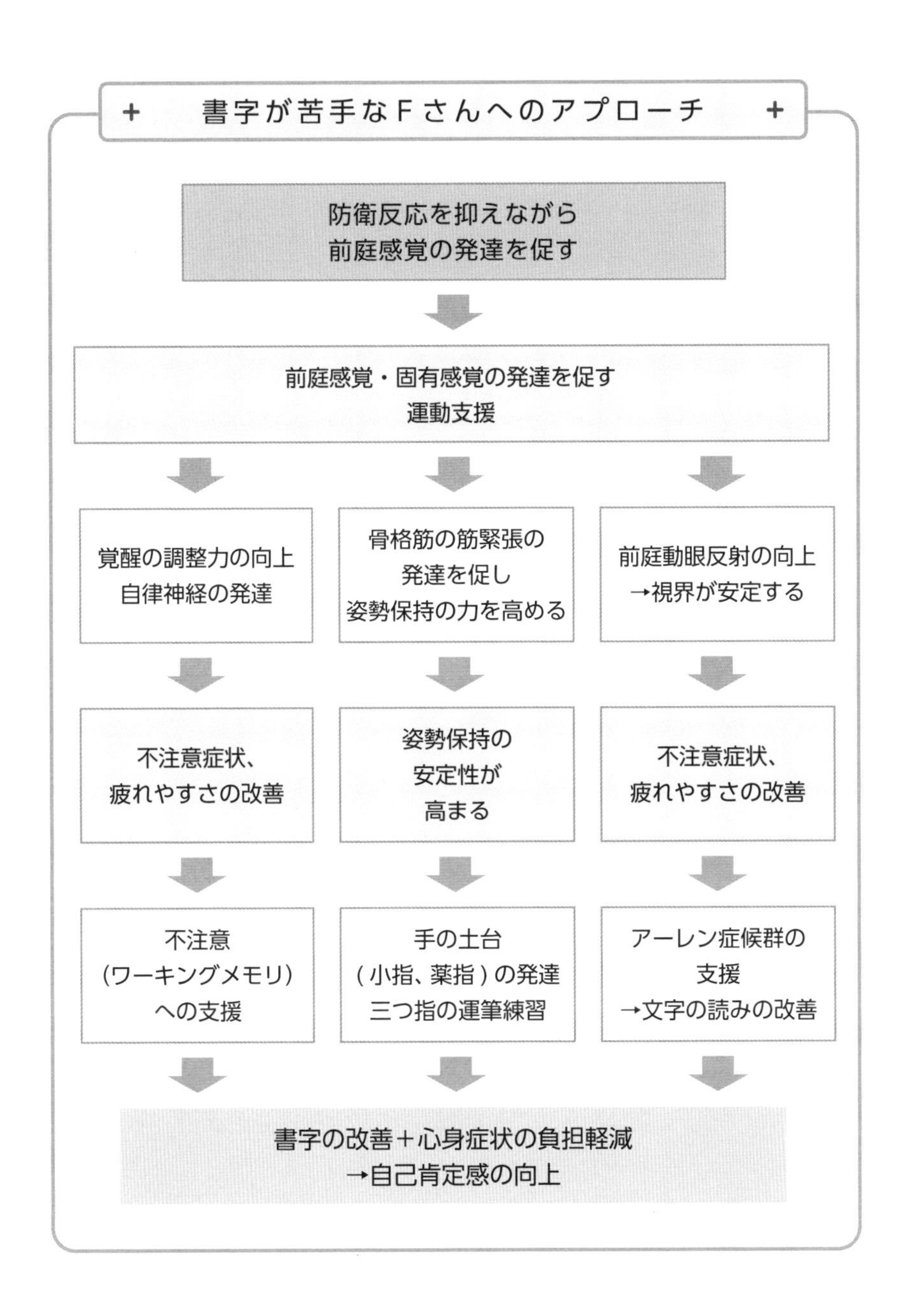

などの補助をつけたうえで運筆練習をすることで、手のひらの柔軟性も高まり書字の改善が可能です。

同時に、前庭感覚の発達を促し、**「覚醒の調整」や「自律神経の発達による心身の安定」を図ることで、不注意症状と疲れやすさへの支援**となります。

もちろん、ADHD症状の可能性も考えてワーキングメモリへの配慮も入れることで、Fさんの困り感を支えることができます。

また、**前庭動眼反射を発達させることで視界の安定を図ります**。加えて、アーレン症候群の可能性も考えた支援をすることで、文字の読みに対する負担を減らします。

文字の読みが不安定であれば、当然、書きにも影響します。読字能力が向上することで、書字をするときの負担も減ることが考えられます。

以上、Fさんへの支援でした。「書字が苦手」といっても、背景にはさまざまな影響が考えられます。上記で紹介した支援は一例であり、支援を進めるなかで支援方法の修正は必ず必要になりますので、トライアンドエラーを続けていくことが大切です。

POINT!

- 微細運動の改善のアプローチでは、まず「姿勢」という粗大運動から考えます
- 書字の改善のためには、前庭感覚の発達を促し、姿勢保持の力を高める必要があります
- 前庭感覚・固有感覚の発達の遅れに対しては、不注意や疲れやすさへの支援や手の土台（小指・薬指）の発達のための支援などを行います

事例から考える⑦
ケンカが多いHくんのケース①

固有感覚や前庭感覚・触覚（原始感覚全体）の発達が遅れており、友達とのトラブルが起こる子どもの事例を考えてみましょう。

事例

本人	・H くん（小 3、男の子、8 歳 10 か月） ・小 1 のときに ADHD の診断。体が大きく、背の順では一番後ろ
主訴	・友達とのトラブルがひんぱんに起こる。また、「どうせ俺なんか！」と言って、自己肯定感が低い様子が見られるので、なんとかしたい
生活と行動の様子	・力加減が苦手で、「H くんに叩かれた！」と友達とのケンカがよく起こる ・廊下を走って、ほかの子とぶつかりケガをさせることが多い ・ケガをしても平気で遊び続ける ・授業中に、椅子を一本足でガタガタしはじめて、先生に注意をされる ・校庭を走っていて、鉄棒に気づかず頭をぶつけたことがある ・ジャングルジムで遊んでいると、足を踏み外したり、体をぶつけたりとケガにつながることが多い
運動	・背が高く足が速い ・ドッチボールは苦手で、ボールが取れずによくアウトになる。しかし、納得できずに拒否してしまいケンカがよく起こる
社会性	・大声を出して、友達を威嚇（いかく）する様子が多い ・負けを受け入れられなくて言い合いになったり、ウソをついたりするので、周囲の子にも「H くんは乱暴な子」と避けられはじめている
学習	・学力は比較的高く、どの教科もテストでは 80 ～ 100 点を取ることができている ・一方、テストで間違えた箇所を消しゴムで消そうとして、やぶいてしまうことが多い。完璧主義もあり、間違えややぶれたテストがショックでパニックになることもある ・国語で音読をしているときに、みんなの前で間違えたところを読んでしまい、投げ出してしまったことがある

ケンカの多さをどうとらえるか？

「子どもはケンカを通して成長する」という言葉もあるように、子どもはトラブルを通して「他者との折り合い」を学んで社会性を発達させていきます。

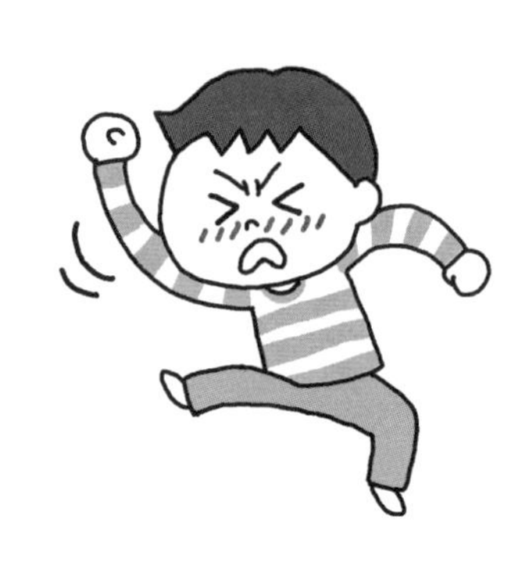

そんななか、Hくんのようにトラブルがあっても他者と折り合うことが学習できず、避けられてしまう子もいます。そして年齢が上がるにつれ、周囲と比較して社会性の発達の遅れが目立ちはじめると、

- 性格がわるい
- 心が腐っている
- 生まれつきの犯罪者

などの心の問題とされてしまいます。そんな周囲の認識は、本人の自己肯定感をさらに下げて不適切な行動を増加させ、周囲との溝がさらに広がっていくという負のスパイラルが加速していきます。

この状況を改善させるためには、Hくんの背景を理解し、

- **発達のつまずきを読み取り、感覚統合を行う**
- **その子に合った環境を調整する**
- **誤学習を教え直す**

などの必要な支援を行うことが重要です。それによって負のスパイラルを止めてトラブルを減少させ、適応行動を増やして周囲の認識を変えるという正のスパイラルに変えることが必要になります。

ぜひ、Hくんの背景を読み取り、正のスパイラルにもっていくために

はどうすればよいかを考えてみましょう。

行動面からの見立て ～力加減が苦手～

Hくんの行動では、

- 力加減が苦手で、「Hくんに叩かれた！」と友達とのケンカがよく起こる
- 廊下を走って、ほかの子とぶつかりケガをさせることが多い

など、力のコントロールが難しい様子が見られます。

「固有感覚」は、筋肉を収縮させたり、関節の角度を変えたりして体の操作に関わります。そのため、**固有感覚が発達していないと力の調節がうまくできず、本人が思った以上に力が出てケガをさせてしまったり、走ったときにうまく止まれず、ぶつかったりしてしまうこと**もあります。

乳幼児期は、固有感覚が発達途中なので体がうまく動かせずに不器用ですし、力加減がうまくできません。反面、ケガにつながるほどの力も出せませんのでリスクも低いと考えられます。

しかし、体が成長すると筋肉の出力も上がるため、不器用さによって人にケガをさせてしまう確率が上がります。特に、Hくんのように同年齢のなかでも体が大きいと、友達同士との関わりでケガにつながるケースが増えます。

また固有感覚の発達が遅れると、自己刺激行動で廊下を走ったり、階段から飛び降りたりする様子が増えますので、さらにリスクが上がります。

そのほかにも、「授業中に、椅子を一本足にしてガタガタしはじめて、先生に注意をされる」などの「前庭感覚」への自己刺激行動もあるため、じっとしていることが難しい可能性があります。

また、「ケガしても平気で遊び続ける」という「痛覚の低反応」を抱え

る様子が見られます。痛みは「これ以上は体が壊れる」という合図であり、自己刺激行動も痛みを感じるレベルまでいくと、強制的に止まります。

この痛覚が低反応で痛みを感じにくいと、自分の意思では体を止めることが難しいため、より体のコントロールが困難になります。

このように、Hくんは**固有感覚だけでなく、前庭感覚・触覚という「原始感覚全体」の発達が遅れており、トラブルの原因となっていることが考えられます**。

Hくんのように体が大きくて足も速いという特徴があると、体の育ちの問題とは認識されないことも多く、専門家の方が観察し、課題を示すことが適切な支援には重要です。

行動面からの見立て ～大声を出す～

Hくんには、「大声を出して、友達を威嚇する様子が多い」という**声の調節が苦手な行動が見られます**。声の調整が苦手な子への支援には、声の大きさの目安を示して教える「**声のものさし**」などがあります。

一方で、Hくんのように固有感覚の発達が遅れていると、声を出すのどから口腔機能の筋肉にも不器用さを抱えていることがあり、声のものさしを教えるだけでは、うまく身につかないことがあります。

まずは、運動を通して「原始感覚」をはじめとした体の土台の発達を促し、**声帯の調節をする機能を育てます**。

「合唱」「声マネ遊び」「カラオケ」など、合法的に大きな声を出せる環境を通して、声量を調節する経験を積んでいきます。そうしてはじめて、自分の声の調節ができるようになります。

よって、**大声の指導は、体の発達が進まないとできない子がいることは把握しておくとよいでしょう**。

行動面からの見立て ～前庭感覚の未発達～

Hくんの行動から、**前庭感覚の発達の遅れ**も見て取ることができます。一見、力があり足も速いので運動は得意な印象を受けますが、

- ドッチボールは苦手で、ボールが取れずによくアウトになる
- 音読をしているときに、みんなの前で間違えたところを読んでしまう

など、目の補正機能（前庭動眼反射）がうまく作動してないことで、「ボールを取れない」「音読の際に文字を目でスムーズに追えない」といった現象につながっている可能性があります。

また、情緒不安定な行動が多いのも、

- 前庭－自律神経系が育ってないことで血圧・発汗の調整が難しい
- 覚醒を調節する力が育っていない

など、気分を調整する力が育っていない可能性が高いです。このように、**前庭感覚を育てて、全体的な発達を促すことが必要**だと考えられます。

行動面からの見立て ～愛着の形成不全～

Eくんの事例と同じく、**触覚刺激が体に入りにくい体質の場合、安全・危険の判断能力が育ちにくい**ことがあります。そして、人に対して「安心・信頼」という感情を抱きにくいことが原因で、**愛着の形成が遅れてしまう場合があります**。

- ドッチボールは苦手で、ボールが取れずによくアウトになる。しかし、納得できずに拒否してしまいケンカがよく起こる
- 大声を出して、友達を威嚇する様子が多い

このような人に対して安心や信頼を感じにくい体質では、友達の意見を受け入れられず、対人トラブルも増加する傾向があります。よって、**触覚の発達を促し、対人不安を減らすアプローチが必要となります。**

行動面からの見立て ～こだわり行動～

Hくんは、「テストで間違えた箇所を消しゴムで消そうとして、やぶいてしまうことが多い。完璧主義もあり、間違えややぶれたテストがショックでパニックになる」という完璧主義、あるいは間違いを受け入れられないという一面をもっています。ドッチボールのときに納得できずにケンカになってしまうことの要因でもあるかもしれません。

このようなこだわり行動は、ASD（自閉スペクトラム症）の診断基準にもなっています。HくんはADHD（注意欠如・多動症）ですが、ASD症状を同時にもっている子は多く存在しますので、可能性の1つとして考慮しておくことが重要です。

また、こだわり行動は「興味と行動の限定」とも呼ばれ、

- **特定のものが過剰に好き**
- **同じ行動をやり続ける**
- **突然の予定変更にパニックになる**

など現われ方はさまざまですが、「何かにこだわっている」という現象が共通しています。こだわり行動の原因はまだ未解明な面も多いですが、要因として、下記の2つが考えられています*。

- **不安性の高さ**
- **人への興味の低さ**

* Jane Lidstone(2014). Relations among restricted and repetitive behaviors, anxiety and sensory features in children with autism spectrum disorders. Research in Autism Spectrum Disorders, 82-92

ASD（自閉スペクトラム症）を抱える人は、不安性の高さと触覚過敏を同時に抱えることが多くあり、ASDの診断が出ている人の約60％といわれています*。

＊米国国立精神衛生研究所
https://link.springer.com/article/10.1007/s10803-021-04991-0

不安はさまざまな行動に影響しますが、何より心がとらわれてしまうため、人はなるべく不安な状態を回避しようとします。そのときに一番簡単な方法が、下記のような**何かに夢中になる**ということです。

- 積み木で遊ぶ
- プラレールで遊ぶ
- 本を読む
- ネットでYouTubeを見る

1つのことに夢中になっている間は、エネルギーが注がれるため不安を感じません。つまり、**こだわり行動とは不安を打ち消すための行動**だと考えられるのです。

また、「人への興味の低さ」もこだわり行動につながります。人は家族や親戚、友達、先生、同僚など多くの他者と交流して生きています。多くの人は雑談やおしゃべりは楽しく、ストレス発散になる行動です。

しかし、「人への興味が低い」という特性があると、人と関わることにモチベーションが働きづらく、また必要性も低いため、興味のある別のことに時間を使います。さらにいえば、人との交流のしかたがわからないため強い不安を感じます。

そのようななかで、

- おもちゃで遊ぶ
- テレビを見る
- 趣味に没頭する

など**何かに集中している間は、人と関わることがないため安心して過ごすことができます**。このように、対人関係を避けるためのこだわり行動という側面もあるといわれています。

Hくんは「完璧へのこだわり」がありますが、「0-100思考」「白黒思考」などといわれ、あいまいな状態に我慢ができない状態です。

0と100の間の1～99はあいまいな不安定な状態です。これは、本人にとっても不安を感じやすく、それ故にあいまいさを回避しようと過度に完璧な状態、あるいは勝つことにこだわってしまうことがあります。

あいまいさを教えるためにはいろいろな方法がありますが、そもそも不安が少なく、余裕がある状態でなければ指導内容は入りません。

よって、感覚統合で土台を育てるのと同時に、何かスキル指導を行う場合は、**対人不安を減らすことが重要であり、必要な場合は環境調整も行います**。

このように、こだわり行動に目を向けてしまうと「わがままな子」「指導が聞けない子」という印象をもたれます。まずは背後にある発達のつまずきからくる**「不安」に注目してアプローチすることが必要だと考えられます**。

Hくんへの支援 ～土台を育てる～

Hくんの行動は、原始感覚の土台の発達が遅れていることに加えてASD症状もあり、不安性や自己肯定感の低さにつながっていると考えられます。よって、次ページ表のようなアプローチが考えられます。

このように、土台を育てていくのと同時に特性への配慮をすることで、自立への道を考えていきます。Hくんへの具体的な支援内容については、次項で解説していきます。

各感覚へのアプローチで期待される改善箇所

アプローチ	改善が期待される箇所
固有感覚	・力加減の苦手さの改善 ・声の調節機能の向上
前庭感覚	・目の補正機能の向上 ・ボールへの対応力の向上 ・音読時の読字の苦手さの解消 ・情動・覚醒の調節機能の向上
触覚	・対人不安の軽減 ・距離感の適切な把握
痛覚	・ケガの予防（体の不調に気づく）

POINT!

- こだわり行動の要因としては「不安性の高さ」と「人への興味の低さ」の２つが考えられ、こだわり行動は「不安を打ち消すための行動」だと考えられます
- 固有感覚だけでなく、前庭感覚・触覚という「原始感覚全体」の発達が遅れており、自閉スペクトラム症の症状もある場合は、固有感覚・前庭感覚・触覚・痛覚など全般的なアプローチを行います

事例から考える⑧

ケンカが多いHくんのケース②

感覚統合では、「ボディイメージ（身体図式）」を育てることが子どもの発達を促すうえで重要といわれています。

Hくんへの支援では、**固有感覚・前庭感覚・触覚それぞれの発達を促すのと同時に、「ボディイメージ（身体図式）」を高めていくことが必要になります。**

ボディイメージとは？

「ボディイメージ」は研究者で議論が分かれており、定義もさまざまですが、シンプルにいうと、「**自分の体を思い通りに動かせる感覚**」という表現がわかりやすいと思います。

ボディイメージの形成には、固有感覚・前庭感覚・触覚の発達を促すことが大切だといわれています。

固有感覚・前庭感覚・触覚の特徴

- **固有感覚**＝筋肉・体の内部の動作を理解し、動かす
- **触覚**＝体の表面で体の外側・内側を理解し、距離感を感じる
- **前庭感覚**＝体が重力に対してどの程度傾き、どう空間に存在しているのかを感じる

それは、上記のように自分を含めた空間のなかで、内側・表面・外側を感じ取ることではじめて「自分の意思で思い通りに体を動かせるという感覚（＝ボディイメージ）」を得ることができるからです。

反対に、**ボディイメージが発達していないと体の操作のミスが増えて困り感が生まれます**。たとえばHくんは、

ボディイメージとは？

ボディイメージ（身体図式）	個々人が自分自身の体についてもっているイメージ (schilder、1935)

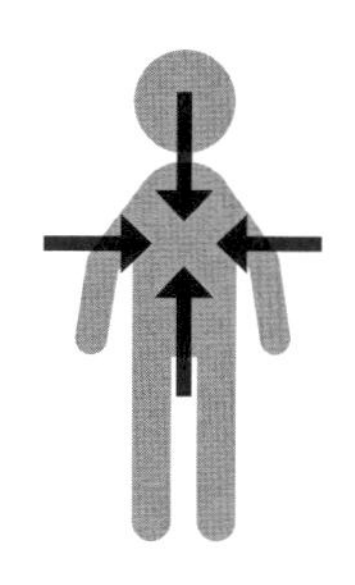
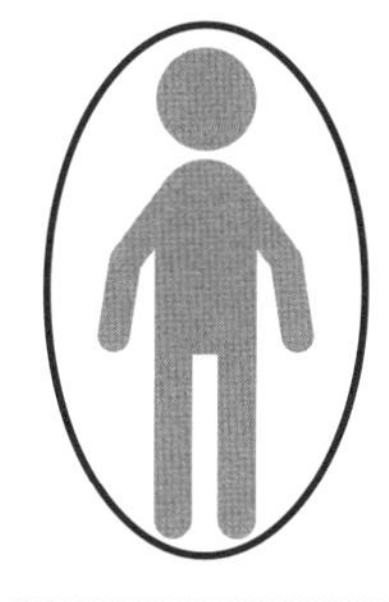
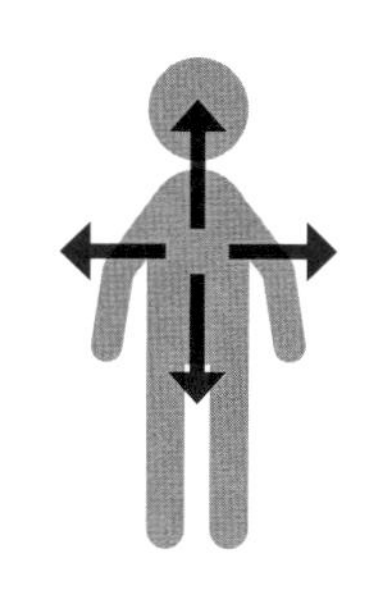

固有感覚＝身体の内部
力の入れ加減
筋緊張
姿勢の状態

触覚＝身体の表面
身体の輪郭
サイズの把握

前庭感覚＝外部との連動
身体の軸・傾き
運動方向
加速度

- 校庭を走っていて、鉄棒に気づかず頭をぶつける
- ジャングルジムで足を踏み外したり、体をぶつける
- 廊下を走って、ほかの子とぶつかる

など、自分の身体を把握して意図通りに動かせないために体をぶつけたり、踏み外したり、走っている状態から静止できないという行動が増えていると考えられます。

そこで、**基本の感覚を育てるのと同時にボディイメージを育てるアプローチ**も行なっていきます。次ページ表のような限定された道具の空間のなかで、体を動かす遊びがボディイメージを育てるには有効です。

感覚統合では、ボディイメージを育てることが子どもの発達を促すうえで重要といわれます。それは、「**模倣の力**」と「**行為機能**」という2つの力につながるからです。それぞれを説明しましょう。

ボディイメージを育てる遊び

- アスレチック
- けんけんぱ
- ハンモック-キャッチ
- ダンボールトンネル
- フラフープ
- ジャングルジム
- 空中ブランコ
- ボルダリング
- ダンボール戦車
- 障害物競争

ボディイメージを育てる　～模倣の力～

「模倣」は人間の発達において重要です。乳幼児期の子どもは、

- **養育者・大人の言葉をまねる → 言葉の獲得**
- **養育者・大人の日常生活をまねる → 生活スキルの獲得**
- **養育者・大人の会話を聞いてまねる → 会話スキルの獲得**

など、まねることで自立のためのスキルを獲得していきます。これは、子どもに限らずにすべての人は模倣を通して多くのスキルを獲得し、成長していきます。

ボディイメージを育てると、自分の体を意識した通りに操作することができるので模倣の力も育っていき、他の能力の発達にもつながるのです。また模倣には、下記の2種類があります。

- 視覚で見たものに合わせて体を動かす「**動作模倣**」
- 聴覚で聞いたことに合わせて口を動かす「**音声模倣**」

「**動作模倣**」の力があると、**周囲の人のまねをして主に生活スキルを獲得していきます**。特に、発語がまだの赤ちゃんは、周囲の大人の動作を

ボディイメージと模倣

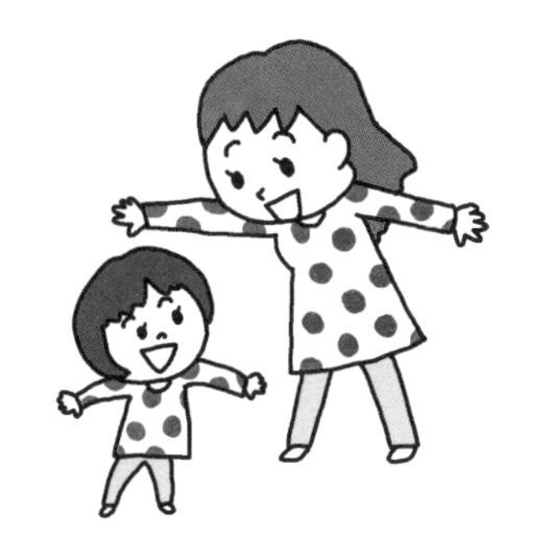

模倣能力の獲得
（動作模倣・音声模倣）

①他者の動作の意図や目標の理解
②因果関係の理解

他者理解の力の獲得
（行動の意図・気持ちの推測）

まねして新しいことを覚えたり、成功体験を積んでいきます。それ故に、体の発達が早くて動作模倣の力が高い子は、適応行動を次々と覚えていきます。

一方「**音声模倣**」は、耳で聞こえたことに合わせて口の筋肉を動かして同じ音を出す必要があるため、難易度は動作模倣より高いといわれます。しかし、個人差によって音声模倣のほうが得意な子もいます。音声模倣の力が育つと、周囲の人の言葉をまねして**語彙やコミュニケーションスキルを学習し、対人関係の力を高めていきます**。

たとえば、テレビの芸人さんはコミュニケーションの力が高く、またモノマネが得意な人が多いです。これは、音声模倣の力が高く、幼少期からコミュニケーションスキルの獲得が早いことが影響しているのかもしれません。

よって、コミュニケーションに困難のある子は、耳と体（口、声帯）を同時に使う運動を経験し、耳と体の協調運動を積むことで音声模倣の力が高まり、コミュニケーションスキルの獲得が早くなると考えられています。

このように、運動経験を通してボディイメージを育てることで、

- **動作模倣の力の向上 → 生活スキルの向上**
- **音声模倣の力の向上 → コミュニケーションスキルの向上**

という発達を促すことができます。

模倣により、相手の意図を予想する力も向上する

模倣の力を高めることで、「相手の意図を予想する力」も向上すると考えられています。これは、生活動作の運動経験を積むことで、同じ行動をしようとしている人の意図がわかるためです。

たとえば、微細運動の機能が高まると、扉のカギを開ける動作ができるようになります。カギの開け方は実際に操作して体験して覚えますが、この体験記憶は他者理解の気持ちにつながります。

もしカギを使った経験のある子が、「カギのついた扉」と「荷物をたくさんもった大人」がいる場面を見た場合、「カギを出して扉を開けたいんだな！」と意図がわかります。

さらに、カギを使った経験があると、「荷物をもっているとカギを開けづらいよね！」「荷物をもってあげよう！」という相手の意図を汲んだ行動ができるようになります。

このように、模倣の力が高まると**他者の動作に対して「自分もやっている状態」をイメージして、相手の気持ちを考えた行動がしやすくなります。**

極端な説明をすると、陸上100m走の世界記録をもっているウサイン・ボルト選手が世界記録を出したときの気持ちは、多くの人にはわかりません。しかし、陸上部の人であれば多少は予想できるかもしれませんし、陸上部で短距離が専門の人であればさらに近い気持ちを予想できるでしょう。ボルト選手と同様に走るアスリートの選手であれば、「スタート時の気持ち」「前半の加速するときの気持ち」などより細かく予想ができるでしょう。

このように、人間は相手と同じ動作ができると、相手の気持ち・意図を予想しやすくなるのです。

まとめると、ボディイメージを高めることは、**模倣能力の向上につながり、生活スキルやコミュニケーションスキルの獲得が早くなります。**そして、多くのスキルを身につけることで、**同じ動作をする他者の意図・気持ちを予想する力も身につけていくことができる**と考えられます。

他者の気持ちを想像する力はさまざまな要因から形成されるため、ボディイメージだけで、相手の気持ちをすべて予想できるわけではありませんが、大きな要素にはなります。

Hくんはボディイメージが低いため、周囲の大人や友達の意図や気持ちを察知しづらいことが予想されます。そこで、**運動を通してボディイメージを高めることが、対人トラブルを減らす支援になるかもしれません**[*]。

＊「身体に関する発達支援のユニバーサルデザイン」彩られる〈身体〉、水口崇、日本発達心理学会「発達障害」分科会、pp.85-94、2014

ボディイメージを育てる ～行為機能～

模倣とともにボディイメージを高める重要な機能として、

①認識（目標を見つける力）
②観念化（やり方を思いつく力）
③運動企画（手順を考える力）
④運動の遂行（実際にやってみる力）

という力の獲得があります。

この4つの力はまとめて「**行為機能**」とも呼ばれ、エアーズは「人が物理的な環境にうまく関わるために発達させた力」と表現しています[*]。

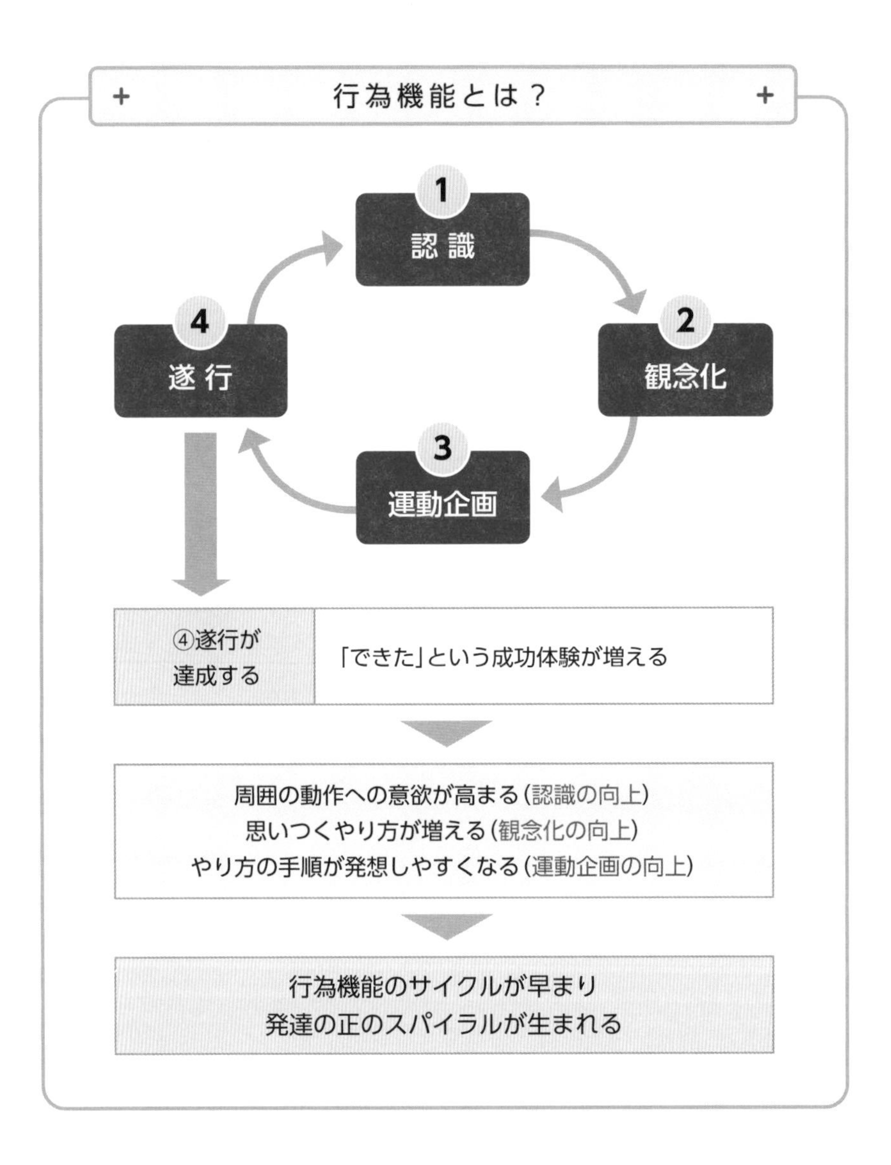

それぞれを見ていきましょう。

＊『感覚統合 Q&A』土田玲子（監）、石井孝弘・岡本武己（編）、協同医書出版、1998

❶ 認識（目標を見つける力）

行為機能のなかでも、最初に必要なのは**物事を認識する力**です。当たり前ですが、

- 階段を認識する → 階段をのぼる
- 自転車を認識する → 自転車に乗る
- オセロを認識する → オセロで遊ぶ

など何かを始めるには認識する力が必要です。これは主に視覚・聴覚といった識別感覚による認識が必要です。そして、認識するには「階段をのぼってここにいく！」といった**目的意識**や、「オセロで遊びたい」といった**興味関心をもつ力（動機付け）**が必要です。

人間は目の前の出来事を見て、「これはやったことがある！」という過去の記憶をもとに行動したり、「これならできそう！」という**自分を信じる力（自己有用感）**が必要となったりします。

このように、ボディイメージが発達すると、自分の体を自分で操作できるという感覚が高まるため、はじめてのことであっても「これならできそう！」という想像ができ、積極性が生まれるのです。

❷ 観念化（やり方を思いつく力）

模倣の説明でも紹介しましたが、多様な動作を繰り返すことで、何か活動しようとしたときに「こうすればできる！」というアイデアが浮かぶようになります。

たとえば、子どもがお泊まり会をしていつもとは別の場所で過ごしているときでも、「カギを開けて、窓を開ける」という行為はできます。これは、場所が異なっても今までの経験を思い出し、「こうやればできる！」という方法を思いつくからです。

ほかにも、はじめてボルダリングをするときは、過去に木のぼりをした経験を思い出して、手足の動かし方のイメージができます。あるいは、はじめて原付バイクに乗るときも、過去の自転車に乗った経験を思い出し、バランスを取って乗ることができます。

このようにボディイメージを高めていくなかで、**やり方を思いつく力（観念化）**を獲得していくのです。

❸ 運動企画（手順を考える力）

観念化でやり方を思いつくのと同時に、人は**目標までの手順**も考えます。これを「**運動企画**」といいます。たとえば、「カレーを食べる」と目標を立てたとしても、すぐに食べることはできません。

> レシピを思い出す → お米を洗う → ご飯を炊く → 冷蔵庫から材料を取り出す → 野菜、肉を切る → 鍋を用意する → 材料を入れて煮込む → ルーを入れる → 食器を出す → お皿にご飯を盛る → ルーを盛りつける → 福神漬けを添える…

このように、目標を立てたあとに運動企画の力を発揮し、手順を考える必要があります。

日常的な料理の準備を例に出しましたが、ほかにもボルダリングをしようとしたときは、「スタートの位置は？」「まず右足を上げる？」「右手を伸ばす？」「次の石は？」「同じ色の石は？」と次々にやることが浮かんできます。

しかし、最終的なゴールに向かって手順を企画しなければ、体を動かしても、意味のない動きばかりをしてしまいます。

たとえば、ADHD（注意欠如・多動症）を抱える人は、ワーキングメモリが低く、脳内の情報保持が難しいため、運動企画が苦手な人が多いといわれます。

そのため、運動やスポーツの際も、必要のない動きをしてしまい、一見不器用な様子が見られます。実際にADHDの半数以上の人は、DCD（発達性協調運動症）を併発しているといわれています。それだけ、運動や生活スキルを覚えるときは運動企画の力は重要になるのです。

❹ 運動の遂行（実際にやってみる力）

運動企画で体を動かす順番を考えたあとは、実際に動作を開始します。しかし、頭で考えたことを実際に動作に移す段階でボディイメージの力が必要となります。

たとえば、自転車を乗ろうとすると、

- 自転車にまたがる
- 倒れないようにバランスを取る（前庭）
- バランスを取りながらペダルを漕ぐ（前庭・固有の統合）
- 自転車に乗りつつ周囲を見る（前庭・固有・視覚の統合）

のように、複数の感覚を同時に使ってより高度なスキルを獲得していきます。ボディイメージを高めることで複雑なスキルを獲得していきますし、自分自身でも実際にできることが増えていくため、自己肯定感や積極性の向上にもつながるという発達の正の循環が生まれます。

一方、発達障害特性を抱えると、下記のように行為機能に苦手さが生まれます。

- ASD（自閉スペクトラム症）＝認識でのつまずき
- ADHD（注意欠如多動症）＝運動企画の困難
- DCD（発達性協調運動症）＝遂行が困難

行為機能の4つのなかでつまずき、目標を完了できない事態に直面することは多いです。そのため、失敗体験が増加し、新しい場面では「どうせできない」という学習性無力感にとらわれてしまいます。

ボディイメージは、人間の発達の大原則ですが、発達障害の特性など脳の個性などにも左右されますので、子どもの実態に合わせて必要な支援を行いましょう。

以上のように、**ボディイメージを高めることは行為機能の力を高め、適切な生活スキルやソーシャルスキルを学習できるようになります。**

Hくんの支援の流れ

Hくんのように、原始感覚の土台のつまずきがあると、運動動作から情緒の課題まで、発生しやすくなります。

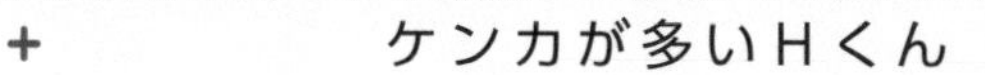

ケンカが多いHくん

固有感覚・前庭感覚
の未発達

触覚の未発達
痛覚の低反応

固有感覚アプローチ
前庭感覚アプローチ

触覚アプローチ
ケガへの対処法の指導

ボディイメージ（身体図式）の向上

観念化
（やり方を思いつく力）

運動企画
（手順を考える力）

運動の遂行
（実際にやってみる力）

心身の余裕、ストレスの軽減
自己肯定感の向上

〈スキル指導〉
SST（ソーシャルスキルトレーニング）
アンガーマネジメント
学習支援

そこでまず、**つまずいている感覚の発達を促すことが、本人の困り感を徐々に減らします**。そして、成功体験を積むことにつながり、自己肯定感が向上します。そうして気持ちに余裕ができることが、不安の軽減と対人トラブルの減少につながります。

土台が発達して心身が安定することで、

- **家族や先生の指導**
- **ソーシャルスキルトレーニング（SST）**
- **アンガーマネジメント（怒りを上手にコントロールすること）**

などの指導内容が伝わりやすくなります。

大人は、トラブルが多い子ほど叱ったり、説教をして行動をいさめようとします。しかし、その背景にはさまざまなつまずきがあります。決して、表面的な箇所で指導するのではなく、

- **つまずきの理解（アセスメント）**
- **必要な支援を行う**
- **誤学習の教え直し（SST、生徒指導等）**

という子どもの実態に即した支援をしていきましょう。感覚統合は、そのための大きな力になってくれるはずです。

POINT!

- ボディイメージは「自分の体を思い通りに動かせる感覚」です
- ボディイメージを高めることは行為機能の力を高めることにつながり、適切な生活スキルやソーシャルスキルを学習できるようになります

カバーデザイン　山之口正和（OKIKATA）
カバー・本文イラスト　寺崎愛
本文デザイン・DTP　初見弘一（TOMORROW FROM HERE）

子どもの発達障害と感覚統合のコツがわかる本

2021年10月5日　初版第1刷発行
2024年4月23日　初版第7刷発行

著　者　前田智行
発行人　片柳秀夫
編集人　志水宣晴
発　行　ソシム株式会社
https://www.socym.co.jp/
〒101-0064 東京都千代田区神田猿楽町1-5-15 猿楽町SSビル
TEL：(03)5217-2400(代表)
FAX：(03)5217-2420

印刷・製本　中央精版印刷株式会社

定価はカバーに表示してあります。
落丁・乱丁本は弊社編集部までお送りください。送料弊社負担にてお取替えいたします。
ISBN978-4-8026-1339-2